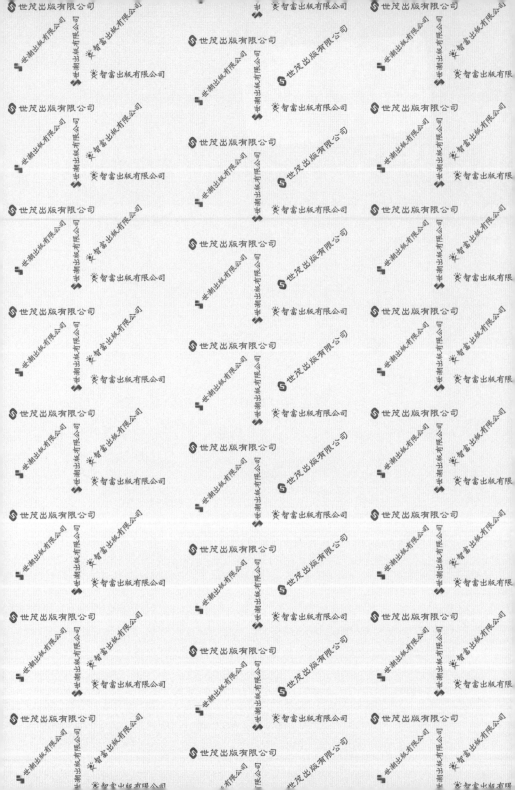

癌症新剋星
遠紅外線溫熱療法

舉世矚目的新療法

著者：東京女子醫科大學教授・醫學博士
橫山正義
魯加醫院院長・醫學博士
竹內隆

譯者：蘇仰

對於癌症有驚人效果的遠紅外線療法——代序

緩和疼痛並得以延長生命的治療方法

現在做爲治療癌症方法的全身溫熱療法正受到重新的評價。尤其是「遠紅外線的全身溫熱療法」深受世界矚目。所謂的「遠紅外線全身溫熱療法」是一種將體溫升高到攝氏四十二℃，以這股體熱將癌細胞打敗的療法。

目前對於癌症的治療，是以手術、放射線及化學治療爲三大主要療法。化學治療就是利用抗癌劑等藥物的治療方法。在這些療法當中，自然是沒有包括全身溫熱療法。但是，即便是對放射線、化學治療俱已束手無策的癌症末期的病患而言，「遠紅外線全身溫熱療法」卻還是發揮了相當的效果，諸如減緩疼痛和延長生命等等。

在美國，癌症療法的主流已開始出現相當大的改變，手術、放射線及化學治療等如今都已被視爲是對身體有害的「侵襲性療法」。

這是因爲在化學治療中所使用的抗癌劑，不單單是癌細胞，連一般正常的細胞都會加以攻擊。

圖①　癌症療法正有著相當大的變化

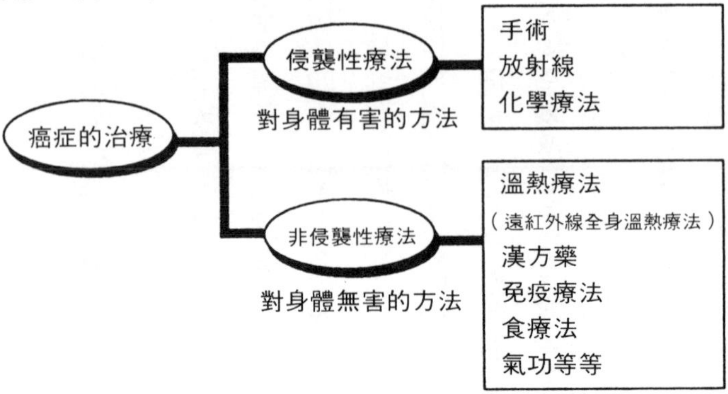

⊙唯有非侵襲性療法，才是21世紀治療癌症的方法。其中又以遠紅外線全身溫熱療法，對於癌症有驚人的效果。

相對地，溫熱療法和免疫療法等則被稱之爲「非侵襲性療法」。換句話說，它們是被定位爲對身體無害的療法，在美國正受到相當高的評價。

所謂的免疫療法是使用一種叫做免疫賦活劑藥物的治療方法。它和抗癌劑不同，是一種對身體無害、並會提高患者免疫力正面效果的藥物。不過，目前對免疫療法的效果仍存有些許的疑問，還有待後勢的發展。

我們相信唯有這種「非侵襲性療法」才是廿一世紀治療癌症的方法。我們更確信，這其中又以我們目前正積極研究的「遠紅外線全身溫熱療法」會是對癌症有驚人效果的治療方法。

爲什麼要是遠紅外線療法呢？

列爲「非侵襲性療法」的遠紅外線全身溫熱療法，擁有幾點極大的好處。它包括有：

①減緩癌症末期所特有的劇烈疼痛
②延長生命的效果極高
③癌細胞會縮小甚至消失
④不會帶給病患身體太大的負擔，安全性高
⑤方法容易，並可反覆治療
⑥在第一次治療之後不久，疼痛便會消失，產生食慾

雖然「遠紅外線全身溫熱療法」有這些好處，但這裏我們首先想特別出來的是，緩和癌症末期特有劇痛的一點。

癌症末期病患，總是會爲全身難耐的疼痛所苦、光是脫離這種痛苦，對患者而言就應該是莫大的福音。

其次是它延長生命的效果。從到目前爲止的治療病例看來，比起其他治療方法，在延長生命上，它具有令人瞠目的效果。

舉例來說，對被判決生命剩下不到三個月的癌症末期病患而言，若能因爲「遠紅外線全身溫熱療法」得以延續三到五年的生命，並且過著不爲疼痛困擾、比較平靜的生活，這將會是多麼美好的事。

而且，它不單是延長生命而已，還可以讓病患過著一般人的生活，食欲也會有驚人的進步。這其中亦有不少人因此逐漸恢復。這種喜悅是一般人所難以想像的。即便是只有一年，對病患本人而言，都是無比珍貴的時光。

第三，對於縮小癌細胞的效果。在接受治療的患者當中，有百分之七十左右的人的癌細胞正在逐漸地縮小。

的確，就現況而言，「遠紅外線全身溫熱療法」是無法全面性地治癒癌症。但是，有大約一成左右的患者，在經過檢查後，是越來越找不到癌細胞了。會轉移到骨骼的癌症，被完全治癒的例子越來越多見。

「遠紅外線全身溫熱療法」還有其他更多的優點。關於這些優點，請詳讀本書。

另外，在東京中野的魯加醫院，已著眼於這項「遠紅外線全身溫熱療法」，率先由美國的因薩密克斯公司引入了全身溫熱療法的加溫裝備。並且，從一九九一年的二月開始，積極展開「遠紅外線全身溫熱療法」。

經由這項裝備，病患每人治療一次的時間，大約是一到五小時。由於一台裝備讓接受治療的病患人數有限，爲因應患者的需求，又在一九九五年五月引入了第二台的遠紅外線加溫裝備。

魯加醫院並非是豪華的醫院。而是頗爲簡陋的醫院，接觸病患的竹內　隆院長一直以來以身爲一名虔誠的基督教徒，不斷致力於疾病的治療。儘管醫院是很簡陋，醫療內容卻有著世界頂尖級的水準，並經常在國內外許多的學會上參加發表。

癌症、心臟病及腦溢血是成人的三大疾病，這其中的心臟病及腦溢血都已經被克服了。如今剩下的難題就是癌症的療法。也唯有克服了這一項疾病，現代醫療才算完成。我們這些醫生如今正日夜不停地和這道最後難題纏鬥，我們相信在東方的天際正逐漸露出希望的曙光。

橫山正義

目錄

第三章　消除疼痛並得以延長生命的實際病例　91

第四章 爲癌症患者幸福著想的治療方法 137

第一章

打倒癌細胞

癌細胞在攝氏四十二℃的熱度下尤其脆弱

首先，針對溫熱療法的原理和種類做一個簡單的說明。

比起正常細胞，所謂的癌細胞對於溫熱顯得相當的脆弱。原因我們會在後面做詳細的說明。但利用溫熱來打倒癌細胞便是溫熱療法的原理。

那麼要在多少度左右癌細胞才會被殺死呢？答案是攝氏四十二℃。一旦超過這個溫度，連正常細胞，特別是腦細胞都會受到傷害。因此，在溫熱療法中，必須經常控制溫度、保持在攝氏四十二℃。

溫熱療法包括有全身溫熱和局部溫熱。（圖二）關於全身溫熱，在利用遠紅外線進行全身溫熱療法以前，一直是利用體外循環法（有關利用體外循環法進行的全身溫熱療法，在五十二頁中將加以說明。由於有點專門性，或許會較爲艱澀，有興趣的人請加以閱讀。）對全身進行加溫的。

體外循環法早從十多年前開始便已在嘗試當中，並留下不少實際的成績。它的開始是源自於利用在心臟手術中所使用的血液循環技術的想法。

圖②　溫熱療法的種類

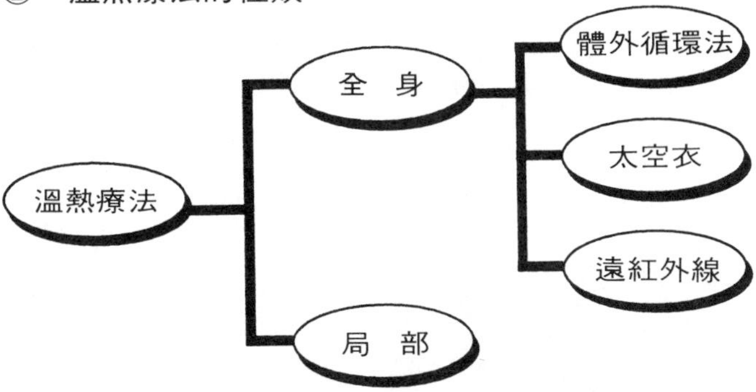

⊙局部療法對於延長生命是沒有多大期待。目前，利用遠紅外線進行的全身溫熱療法正受到舉世的矚目。本書便是以這種遠紅外線療法爲中心架構的。

在進行心臟手術的時候，心臟必須停止跳動六十到一百二十分鐘。但是，心臟一旦停止跳動，血液也會跟著停止流動，患者也會因而一命嗚呼。

因此，在手術進行當中，便採用了利用體外的人工心肺來代替心臟使血液循環，將血液送予患者的辦法。這就是所謂的體外循環法。這項方法是在一九六〇年左右確立的。

大致說來，循環於體內的血液，是由大靜脈流回心臟的右心房。但是，體外循環法中，這股血液並未流回右心房，而是被導向體外的循環回路。

此外，在人工心肺中，會對血液輸入氧氣，並將血液送入患者的大動脈內。藉著這個方法，心臟不會充滿血液，手術更得以容易進行。

以目前的技術，即使心臟不跳動，人工心肺還是可以代用達數小時以上。運用這項技術的便是「體外循環法的全身溫熱療法」。

在心臟手術中，接受手術患者的體溫必須被控制保持在攝氏二十六℃的低溫狀態下。而在手術之後，又必須將體溫回復到攝氏三十六℃到攝氏三十七℃間。這其間的溫差大約有攝氏十℃左右，這項操作需要相當程度的技術。

反觀，在溫熱療法中只是將體溫由攝氏三十七℃提高到攝氏四十二℃，溫差不過只有攝氏六℃。比起心臟手術中的溫度操作，可以說是簡單多了。

而開始有效運用體外循環法及溫度操作技術和經驗的便是「體外循環法的全身溫熱療法」。

不過，「體外循環法的全身溫熱療法」的缺點是，會過度消耗治療後患者的體力。而足以改善這項缺點的便是「遠紅外線全身溫熱療法」。

圖③　全身溫熱療法時心跳數的變化

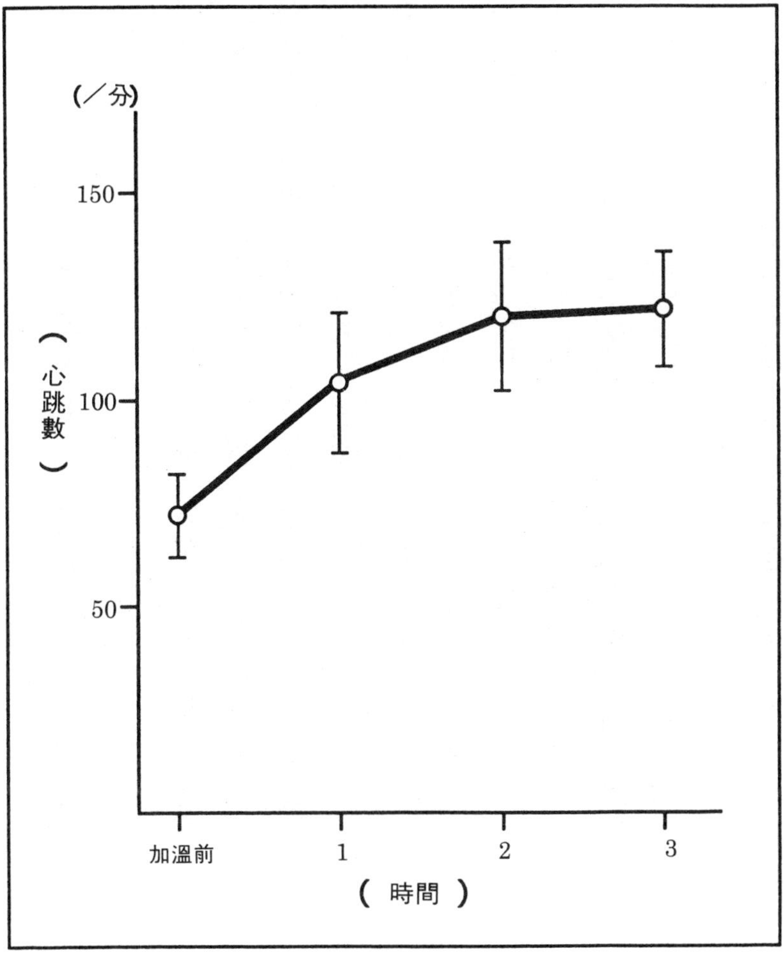

圖表說明
由於心跳數會增加到加溫前的2倍左右，在治療進行當中，必須時時以監視器觀察以控制溫度。

即使加溫到攝氏四十二℃對人體也不會有危險

將人體加溫到攝氏四十二℃的話，大致上會產生什麼樣的變化呢？

第一、**會大量出汗**。爲補充化爲汗水而失去的水分，必須注射濃度百分之五的葡萄糖點滴。如果不注射點滴，會發生脫水症狀，這將是很危險的。

既然是濃度百分之五的葡萄糖液，自然是含有糖分。一旦注射這份點滴，血液中的糖分數值便會升高，對於癌症治療會有相當的效果。

第二、**患者的排尿量會減少**。由於出汗，尿液自然是會減少；但這不是唯一的原因。有人以爲尿量的減少和荷爾蒙有關。我們的體溫一旦升高，調節機能自然便會發揮作用，分泌出比較不會出尿的荷爾蒙(抗利尿荷爾蒙)。

第三、**會呈現血壓下降的傾向**。這是因爲患者的血管因加溫而擴張的因素使然。不過，絕大多數的情況是，靠著百分之五的葡萄糖點滴，血壓都得以維持不變。

第四、**心臟的跳動會像跑步時一般地加速**。(圖三)心跳一時間會增爲近乎加溫

圖④　血小板數的變化

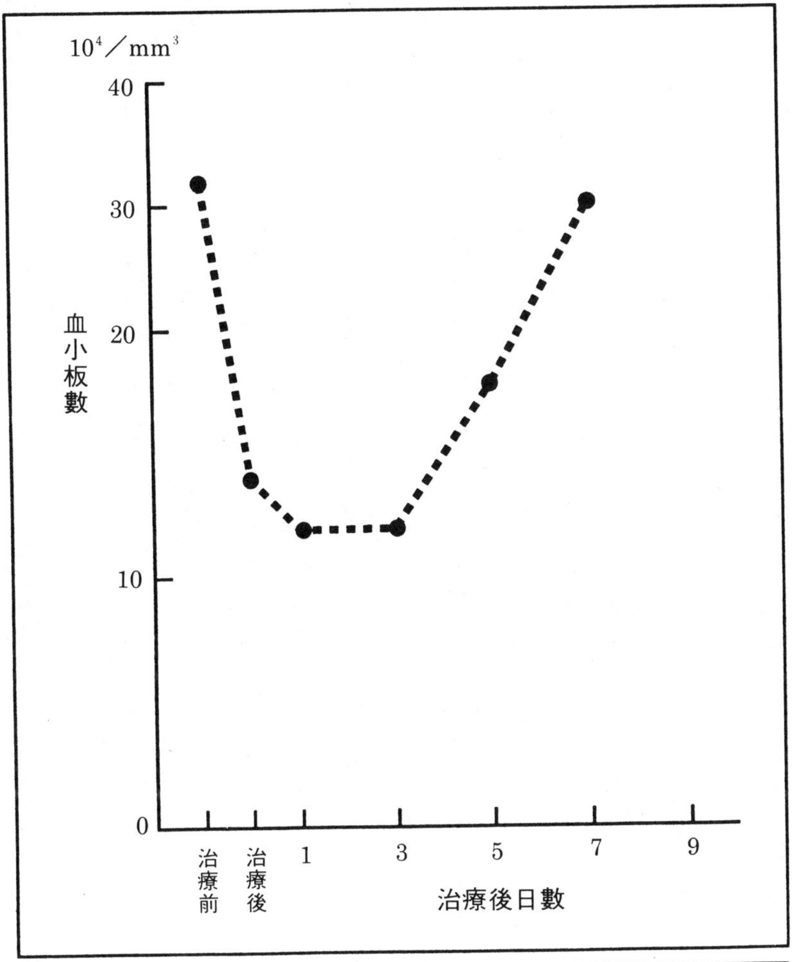

圖表說明
加溫前數目有30萬個的血小板，在加溫治療後的第3天會減少到最低。但一個星期就會恢復。

前的兩倍。因此，在全身溫熱療法進行當中，我們會在用監視器觀察的同時控制溫度。

從心臟每一分鐘送出的血液量，稱之爲心搏拍出量。正常人，特別是在不動時候的心搏出量是一分鐘五毫升。一旦加溫到攝氏四十二℃的話，就會變成一分鐘十二毫升。也就是說，心搏出量會增加到兩倍以上。

第五、我們也針對加溫中心電圖的變化進行研究。在進行全身溫熱療法的時候，心電圖會產生好幾種變化。但不管那一種變化都是因爲加溫下所產生的現象，一旦冷卻後就必然會恢復原狀。

例如，在加溫中雖然容易產生上室性不整脈，但心室性不整脈則幾乎不會發生。比起心室，心房對於加溫的感應要較爲敏感，因而也較容易產生反應。由於利用遠紅外線的全身溫熱療法很安全，根本不用擔心。

另外，紅血球數和白血球數，即使在加溫後也幾乎不會發生變化。只不過血小板的數目會減少。在加溫前有三十萬個，但經過加溫後，則大約會減少到十萬個左右。

然而這種減少是毋庸太過擔心的。大約在一個星期後就會恢復(圖四)。

雖然血壓和心搏出數會因這樣的加溫而有所改變，但我們希望大家能夠了解，這對病患的安全是不會有任何影響的。

那麼，對於其他內臟器官的影響又是如何呢？一言以蔽之，對以肝臟爲首的內臟器官的機能，也是不會有任何影響的。大致上，對肝臟及心臟若有危害的話，血液中的GOT、GPT、CPK等數值便會升高。但即便在施行全身加溫時，這些數值也都沒有改變。

接下來是加溫時溫度的上限。越是高溫，就越容易殺死癌細胞。但是如果超過了一定的限度，反倒是病患的身體會先遭殃。

因此，我們必須考慮，到底要加溫到幾度才會最爲有效。加溫的溫度是和加溫的時間有關的。而所謂加溫的時間，指的是在到達攝氏四十一℃後的時間。

要殺死癌細胞但又必須讓病患安全無虞的溫度，在全身加溫中，攝氏四十二點五℃可以說是最高限度。在利用日本猴所進行的實驗中，即使在四十三℃加溫達一個小時對猴子也沒有產生任何傷害。

不過，在臨床病患中，患者的病症及年齡各有不同，因而攝氏四十一點八℃、三個小時被認定是溫熱療法的限度。

消滅癌細胞和褥瘡的共通之處

病人只要在床上躺上個一、兩個月，臀部便會有傷口出現。這在醫學上稱之爲褥瘡。是部分皮膚因爲血液不流通而造成壞死的現象。有時候不單只是皮膚，連皮膚下的部分組織以及肌肉都會遭到破壞。

爲了預防褥瘡，要注意到不要讓病人躺著一個姿勢不動，須不時往右或左躺。總而言之，要預防褥瘡，就是要病人經常改變身體的方向。

我們幾乎每天都在動手術。心臟手術通常須費時五～六個小時。但因爲手術而使病患得到褥瘡的情形是幾乎沒有。

在最近我們推展的遠紅外線全身溫熱療法中，更是沒有出現過。倒是以前利用體外循環法所進行的全身溫熱中。雖然只須花上四、五個小時，卻很容易產生褥瘡。而且不只是和床舖接觸的背部及臀部而已，連肩膀、腳後跟、手肘都會出現。甚至頭部靠到枕頭的地方也會出現褥瘡。

量血壓的時候，必須將附在血壓計上的皮布包住上手臂。常理上，上手臂是絕

圖⑤　比夏的研究／溫度與局部氧氣壓力

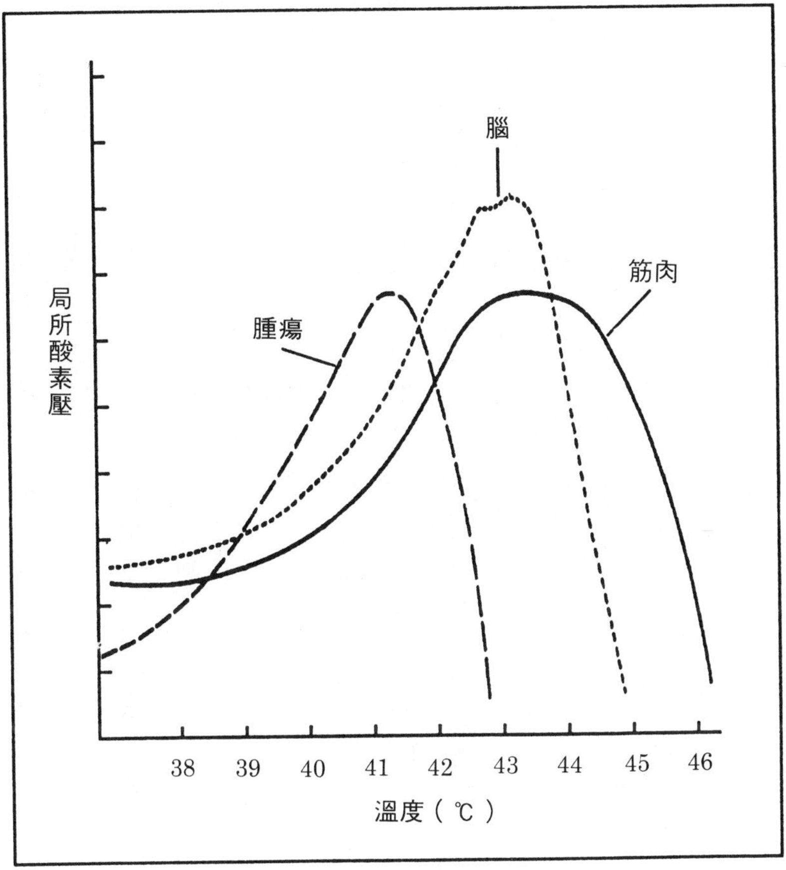

圖表說明
比起正常組織，在低溫下，腫瘤的局部氧氣比較容易開始降低。

對不會因此而發生皮下出血的。但是，在進行利用體外循環法全身加溫的時候，被皮布包住的部分卻會出現皮下出血的情況。

就因爲看過數件這種褥瘡病例的患者，我們決定準備大量的海綿，在可能受到壓迫的部分塞入海綿。加溫後出現的褥瘡也因而減少了許多。

之所以要在這兒對褥瘡詳加解釋，是有原因的。事實上，癌細胞因爲加溫而死去的原理和褥瘡形成的原因之間，是有關連的。

體溫一旦上升，即使正常組織都容易發生血液不流通的情況。特別是受到壓迫的部分更會產生障礙。這就是因爲加溫會造成血流不暢通的原因所在。

體溫在加溫升到攝氏四十二℃後，末稍血管的血液流動會趨於惡化，而成爲造成褥瘡的原因。這個原理也可以運用在癌細胞上。

癌組織內部的血管不多，常常容易陷入養分不足。一旦對它們加溫，爲數不多的幾根血管的血液會因而不順暢，逐漸造成養分的不足。如此一來，癌組織就會被消滅。

全身溫熱療法對癌症奏效的五個理由

溫熱療法之所以對治療癌症非常有效的第一個理由，就是來自上述造成癌組織的營養不良。

第二個理由是，比夏指出在癌組織內經常會出現局部氧氣不足的研究。一經加溫，身體組織的氧氣濃度便會不斷升高。但癌組織在超過攝氏四十一℃以上時，組織的氧氣濃度卻反而開始下滑(圖五)。

這和剛剛提到褥瘡的結構是相同的。根據比夏的研究，和氧氣濃度有關的溫熱有效性，我們藉圖表來詳加說明。

第三個理由是，提高癌組織內部的酸性度。癌組織內部是經常保持微酸性，但一經加溫，酸性度便會增強，並積存乳酸。

乳酸是廢物的一種，是氧氣在沒有完全分解下被積存的，對組織有害。例如，即使全力以赴都跑不完幾百公尺，就是因爲氧氣沒有完全分佈到身體的組織、形成乳酸，造成疲憊的關係。

但是，如果是習慣慢跑的人，即便是跑上數公里之遠也不會覺得疲倦。就慢跑的情況而言，這是因爲氧氣完全散佈到身體組織，乳酸無法形成，也就不致感到疲勞。

順道一提，像慢跑這種氧氣可以在運動中完全被分解吸收的運動，就叫做「有氧運動」。而即使使上全力快跑的時候，卻無法供給氧氣的運動，則稱之爲「無氧運動」。

總之，乳酸是造成組織疲憊的疲勞物質。這種乳酸，如果積存在癌組織之中，癌細胞便會因而疲憊進而死亡。另外，就生理學而言，形成癌組織擴增的元凶，亦即癌細胞的遺傳因子的合成，也會在攝氏三十九℃～攝氏四十℃間停止。

第四是癌細胞的性質。一般來說，癌細胞對熱很脆弱，會因爲加溫而死亡。我們知道，藉著加溫，癌的存活率會逐漸降低。另外，如果長時間加溫的話，癌細胞的存活率也會降低(圖六)。

第五是，藉著加溫，神經系統會分泌出一種叫做恩多路芬，類似嗎啡的物質，以提高免疫力。經過加溫，免疫系統的活動會漸趨活絡。自我治療的能力亦趨強化，並會向癌細胞展開攻擊。

例如，感冒之所以發高燒，就可以看做是身體爲促進免疫系統活動的功能之

圖⑥　癌細胞的加溫時間和存活率

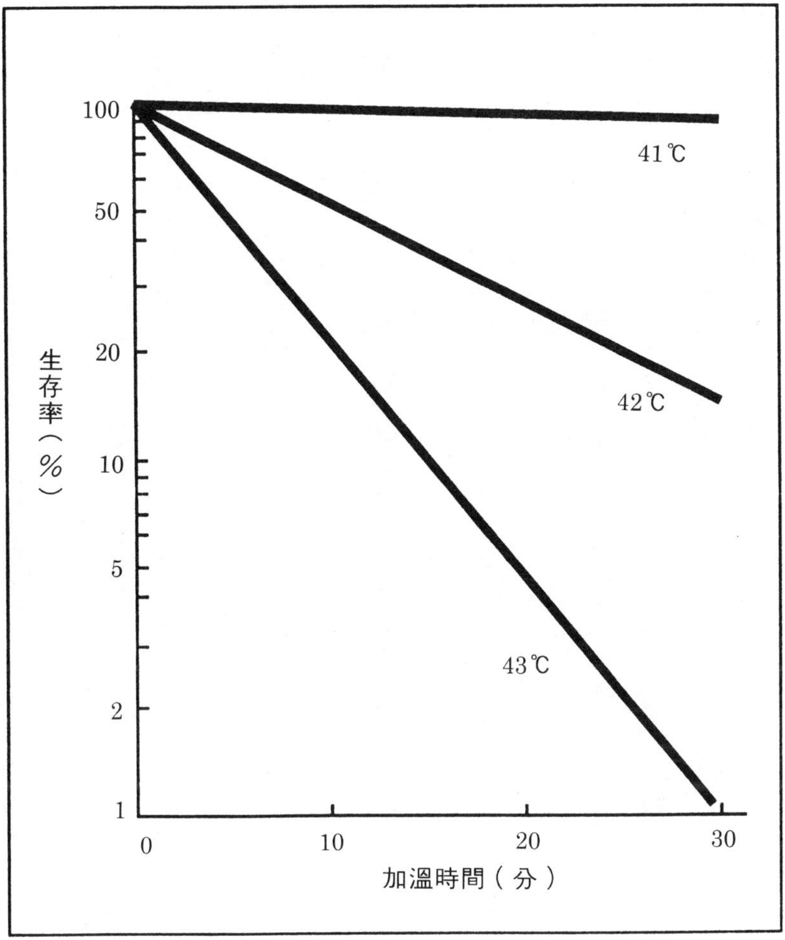

圖表說明
一般而言，癌細胞對熱很脆弱，會因爲加溫而死亡。如果長時間加溫的話，癌細胞的存活率會逐漸降低。

一。白血球及抗體的活動會隨著高溫而趨於活絡，形成趕走感冒病毒的結構。

因此，在剛染上感冒的時候，就以解熱劑來降低熱度的話，由於免疫力無法增強，反倒會造成感冒久久不癒的結果。感冒的時候，只要它沒有轉化爲肺炎的可能，還是在初期時讓熱度一下子發出來，感冒才會復原的比較快。

像內科醫生也多是在經過兩、三天後熱度還不降下來的時候，才會讓病人服用解熱劑。利用溫熱療法來強化自療能力，就是和這相同的道理。

第一次接受遠紅外線療法——王大春的實例

利用遠紅外線的全身溫熱療法，究竟是如何進行的呢？以下是患有肺癌的王大春（六十八歲）的經驗之談。

這是我第一次接受利用遠紅外線進行全身溫熱療法的早晨。昨晚藉著鎮靜劑好好地睡了一覺。早上八點半進入了魯加醫院全身溫熱療法的病房。醫生和護士隨後就進來，在治療前一小時服用了鎮定劑之後，完成了大致上的診察和血液檢查、心電圖、胸部X光拍照等等。

注射點滴、插入食道溫度測量計等作業都順利地完成。(注＝身體內部的體溫比皮膚的溫度上升地較爲遲緩，爲了觀察是否已經到達目標所須的溫度，故而使用溫度計來測量食道內的溫度。)

不久我就被安排睡入已在全身溫熱療室中加溫的不銹鋼箱中。這個不銹鋼箱被稱之爲小室。非常地暖和。據說小室中的溫度甚至可升高到攝氏七十六℃。

溫度測量計和電腦相接，另外和胸、腹、大腿、直腸及食道相連的端子也都一一地被接上。也插上了導尿管。我還注意到了，電腦每隔五分鐘就會自動地測量脈搏、心電圖和血壓。

我是全身赤裸躺進小室的、身體表面還蓋了一片感覺很舒服的鋼片。我睡著了。就這樣渡過了一個小時十五分鐘，在食道內目標溫度到達攝氏四十一℃後有鈴聲響起，我聽到了電腦開始計時。

然後，從小室的內部拉出了伸展台，很快地我又被蓋上了毛毯和塑膠巾。在這又繼續保溫了整整一個小時。

一個小時後，在鈴聲的指示下，蓋在我全身上下的毛毯等等被拿走了，變得涼快許多。不過，全身還是汗水淋漓。舒服到了極點。既沒有疼痛，也不用擔心。眞有如天堂一般。我聽到醫生說：「好了唷！」。

經過三十～四十五分鐘後我回到了病房，又感到濃濃睡意。從開始治療到現在才過了大概三個鐘頭。

這名病患是因肺癌住進魯加醫院，在接受遠紅外線溫熱療法後的結果及經過，都相當地良好。目前已完成了第二階段的治療，每天精神奕奕地在上班。

「就是這個！對全身加溫的遠紅外線」

我們在開始利用遠紅外線進行全身溫熱療法之前，曾接觸過一百七十人使用體外循環法來進行全身加溫的例子，以次數而言，則多達五百回以上。

如果是使用體外循環法進行的全身加溫，病患在接受治療後都會顯得疲憊不堪。說的難聽些，就好像是砧板上的死魚一樣。

病患會在床上連躺三天。第四天如果自己能夠走去上洗手間的話，恐怕醫院人員也都會高興得合不攏嘴。病患在一星期後才終於變得比較有精神，也能夠一個人在走廊下散步。

進行第二次全身溫熱療法的最理想時間是，在第一次治療後的一個星期。但利用體外循環法，是不太可能在每週進行一次的。每十天一次還或許可以考慮。

就在一九九〇年八月，我們尙在接觸體外循環法的時候，在美國芝加哥的哈佛醫院參觀到了利用遠紅外線的全身溫熱療法。那個時候，食道溫度曾上升到攝氏四十一點八℃。

那時，讓我們印象最爲深刻的是，在接受治療的患者還能和醫生聊天。更令人訝異的是，在加溫完畢的同時，患者就自己站了起來，坐上輪椅，回病房去了。

看到這一切的我們，不由地輕聲叫起：「太了不起了！」。病患在加溫之後立刻就能這麼有精神，是利用體外循環法時所無法想像的。

「就是這個！全身加溫的遠紅外線。」

稍微岔開一下話題。目前，愛滋病的蔓延已成了世界性的問題。特別是在美國及東南亞地區，愛滋病患者人數的增加更已然成了政治性的問題。這是因爲找不出治療方法的緣故。

但據說愛滋病病毒怕熱，目前已有部分地區在利用體外循環法的溫熱療法對愛滋病進行治療。甚至已有報告指出，愛滋病病患症狀之一的肉腫也可以利用溫熱加以治癒。

如果體外循環法有效的話，遠紅外線也應該會有用才是。在日本，還沒有利用溫熱治療愛滋病的報告出現；但在美國，卻經常在電視上播放有利用溫熱療法來治療愛滋病的畫面。我們希望能在今後對美國治療愛滋病的成績多加詳細檢討。

溫熱療法的發現可遠溯至埃及時代

在摸索到利用遠紅外線來進行全身溫熱療法以前，並未進行過各式各樣的試驗，甚至是就立即運用在實際的治療當中。在此，我們想回顧一下它的歷史。

溫熱療法的歷史非常古早，甚至可遠溯到五千年以前的埃及時代。埃及古至今都還留有「熱對疾病有效」的記載。

據說，在那之後，大約是紀元前四世紀的時候，希臘的哲學家希波克拉底曾使用了溫熱療法。順便一提，希波克拉底亦被稱之爲醫聖，是深受舉世醫學人士所尊崇的人物。

近代對於癌症的溫熱療法，是開始於一八六六年德國醫師布希的記述當中。之所以說是「根據他的記述」是因爲，布希醫師不單只是意識上利用溫熱來治療癌症，也屢次觀察到癌症因高熱而治癒的病例，並將經過記述下來。

布希醫師所診治的一名患者的臉上，長有肉瘤。在這之前，這名患者也曾得過一種叫丹毒的疾病，有兩次發高燒到攝氏三十九～四十度。

所謂的丹毒，是由於鏈鎖球菌自濕疹或者傷口處侵入而引起的疾病，在沒有抗生素的當時，是足以致命的疾病。幸運的是，這名患者的丹毒痊癒了。

而更令人吃驚的是，患者臉上所長的肉瘤竟然也一塊治好了。布希醫師因而提出，藉著正常體溫以上的溫度，並不會傷害到正常細胞，但或許可以用來殺死癌細胞的主張。

以下是有關溫熱療法在這之後的歷史。

一八九三年，美國的可利醫師以治療爲目的，將鏈鎖球菌的抽出物質注入到三十八名癌症末期病患的體內。由於鏈鎖球菌引起發燒的這些病患當中，有十二人痊癒了許多，另外則有十九人症狀減輕許多。這種抽出物被稱之爲「可利毒素」，當時，是做爲治療癌症藥物在使用。

一九三五年，瓦勒醫師在他特製的小房間內，點上許多碳絲燈泡爲病患的身體表面加溫，進行全身溫熱療法。

一九六五年，蘇里納蘭亞醫師爲病患施予輕微麻醉，然後嘗試將病患的身體浸入攝氏四十五點五℃的溫水中來進行全身加溫。一旦施予輕微的麻醉，病患是可以耐得住相當熱度的。

一九七四年，貝契古魯醫師利用石蠟將被全身麻醉患者的全身包住，同時讓病患吸入攝氏八十℃滲有氧氣的熱氣，這使得患者的體溫得以在攝氏四十一點八℃維持三百分鐘以上。他指出，肉瘤對溫熱療法的反應很好，消化器官腫瘤配合化學療法則效果更佳。

一九七九年，美國醫師布魯讓病患穿上美國太空總署所發明的太空衣，以進行全身溫熱療法。

出了太空梭以外的宇宙是相當寒冷的，太空衣的內部有溫水流竄，身體會因此感到暖和。

一九七九年，帕克斯醫師報告了使用體外循環法的全身加溫法。由於這個方法可以調節治療中患者的身體狀況，因而被評價爲安全性高的方法。日本各地亦有不少這種設備在使用當中（參照五十三頁）。

圖⑦　ＲＦ誘電加溫方法

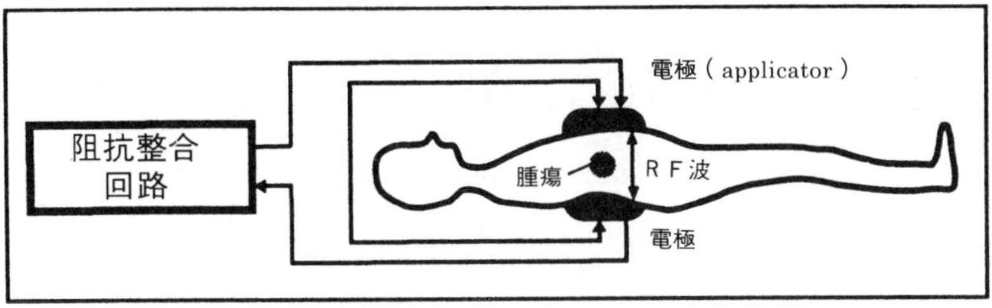

圖⑧　腔內用加溫裝置

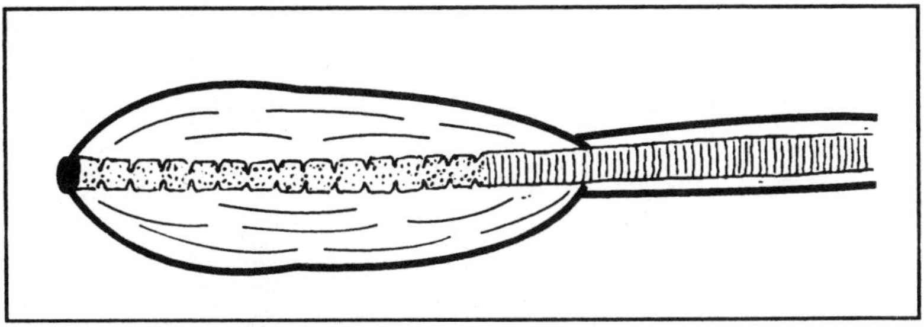

圖⑨　膀胱、陰道、肛門圖

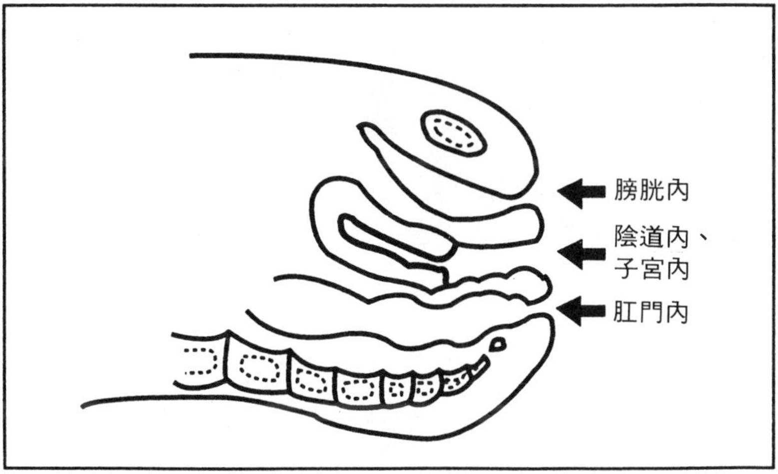

一九八五年，羅賓斯醫師在一特別的金屬小屋當中，使用遠紅外線進行全身加溫。報告指出，利用遠紅外線的放射熱，食道及直腸內的溫度有可能保持在攝氏四十一點八℃。

這個方法就是現在魯加醫院所使用利用遠紅外線的全身溫熱療法。它的特點是，只須給予患者一般的鎮定劑，而無須進行全身麻醉，免除了帶給心臟及循環系統太大的影響。

全身溫熱療法應儘早納入健保適用範圍

以上我們所提到的溫熱療法中，有全身加溫及局部加溫兩種。目前，在日本進行的溫熱療法大多是局部加溫。所謂的局部加溫是指，侷限在患有癌症的部位進行加溫而已，好比說如果是肝癌，就只在肝臟加溫。

局部加溫中最常被使用的是一種叫做RF誘電加溫的方法。這個方法是利用兩塊電極板將加溫部位夾住，通上八～十三兆赫茲的RF波（無線電波）（圖七）。

經由這個方法，熱效也足以到達像肝癌、胃癌及膀胱癌等發生在較深部位的癌組織，是可以由身體表面加溫到深層部位的。這個方法在日本尤其發達。

局部加溫中，除了RF誘電加溫外，還有超音波加溫、組織內加溫及腔內加溫等方法。腔內加溫是將如圖八所示的附氣囊加溫天線插入膀胱、陰道、子宮、肛門和食道等內部加溫(圖九)。

九州大學醫學部的杉町圭藏教授曾在食道內插入如圖八所示的加溫用天線，另外再用RF波來加溫治療食道癌，獲有相當斐然的成績。

從一九九〇年四月開始，利用電磁波的溫熱療法已被納入健保適用範圍內。但是，這只有在和放射線治療合用的情況下才被認可。也就是說，單是溫熱療法的治療，目前還沒有被納入健保之中。另外像全身溫熱療法也是一樣，不被認可。

如果被納入健保範圍之中，不只是可以減輕病患們的經濟負擔，治療方法也會因而普及全日本。我們祈望不管是全身溫熱療法抑或是局部溫熱療法都能儘早被納入健保之中。

局部溫熱是無法延長患者生命的

截至目前，日本的溫熱療法是以局部加溫爲主流的。自然，日本溫熱療法學會所發表的也都幾乎是有關局部溫熱療法的治療成績。

因此，我們每回出席學會時，所聽到的也多是局部溫熱療法的治療報告。根據學會的發表，這些治療結果都是相當地了不起，讓人覺得局部加熱已儼然就是溫熱療法的治療方式。

但是，我們對於局部溫熱療法仍持有以下的疑問。也因此，十五年來我們全心投入在全身溫熱療法中。

疑問之一是，關於病患在接受局部溫熱療法後復原的狀況。也就是在接受治療後，病情是顯著好轉又或者惡化。

因此，這指的也是患者在接受治療後的生存狀態。做了以上說明後──讓我們看看以下局部溫熱療法的治療成績。

局部溫熱療法的治療結果通常可以分爲四類。「特別有效」、「有效」、「沒有變化」及「惡化」這四種。

在對許多局部溫熱療法的成績做番整理後發現，其中「特別有效」和「有效」兩者合起來的比率多達七成以上，因而它的價值受到不斷地強調。

但是，在針對這四組病患治療後的復原情況進行調查之時，卻找不出各組之間有如此之大的差別。在經過局部溫熱療法後出現「特別有效」的組別和顯示「惡化」的組別之間，在接受治療後所剩餘的生命，也並無差別。

例如，在出現「特別有效」的組別中，只是因爲癌症一時地消失而顯得「特別有效」。而且多會復發，最後只是陷入和顯示惡化的組別相同的結局。

如此看來，這只不過是爲了治療的治療。而不是眞正是爲了病患的治療。癌症治好的話就不會死了，又至少可以延長生命的期限。但是，現在所使用的局部溫熱療法卻是無法延長病患生命的。

遠紅外線療法是治療癌症的希望之星

癌症可以說是全身的病。因此，即使只治療局部，並不能算是眞正的治療。要是單治療局部就能痊癒的話，那也就可以利用外科手術進行切除。這樣的話，不更簡單乾脆嘛！

從這個例子來看的話就能夠了解。當全身遭到癌症侵入的時候，假如說只是頸部淋巴節腫大用局部溫熱法來治療。結果是，這個淋巴節腫大消失了。

如此一來，得出了「特別有效」的評判結果，顯示出局部溫熱療法的效用。但是，雖然頸部淋巴節腫大消失了，癌仍遍佈在全身。故而，我們認爲它和延長生命是沒有關係的。

因此，一直以來我們都是將治療癌症患者的全身納入我們的視線當中。從十五年前開始到今天，這個宗旨始終不曾改變。

另一方面，從局部溫熱療法，我們得到的不光是疑問，也有許多寶貴的暗示。在聆聽日本溫熱療法學會上所發表有關局部溫熱療法治療成果的時候—我們注意到了關於在治療當中癌組織的溫度。

在任何發表中都一致出現的是—有許多特別有效的病例，「是出現在癌組織內部溫度因爲加溫而上升的症狀當中。」

不管看那一項治療成績，當癌組織內部溫度在攝氏四十℃以下甚至是攝氏三十九℃以下的時候—會出現不少「特別有效」和「有效」的例子。也就是說，某些局部的腫瘤縮小了或者消失了。

這是很值得注意的。由於在攝氏三十九℃或者攝氏四十℃的溫度下，可以發現不少治療奏效的病例，那麼，將體溫升高到攝氏四十一點五～攝氏四十一點八℃之間的全身溫熱療法—應當會是更爲有效才是。

在全身溫熱療法中，全身的溫度會上升到一定程度，決非攝氏三十九℃或者攝氏四十℃。因此，如果使用全身溫熱療法，將會有更多奏效病例出現的推論是可以成立的。

由這些看來，我們自信如果使用全身溫熱療法，一定會出現有效的病例。也因此，我們捨局部溫熱療法，而執著於全身溫熱療法至今。

日本溫熱療法學會從一九八四年開始，固定在每年召開，國際溫熱療法學會也在一九八八年於京都舉行。溫熱療法被視爲是治療癌症的希望之光，並正於全球顯露頭角。在一九九五年秋天召開的學會上，也將會有深受世界矚目的全身溫熱療法的座談會。

越是有精神的人全身溫熱療法的效果越高

由到目前爲止的說明，我們相信大家一定明白了爲什麼全身溫熱療法效果是如此之高。

那麼，全身溫熱療法又是對什麼樣的癌症和什麼樣的人最爲有效呢？讓我們看看在一九九二年收集全國有關全身溫熱療法的成績。

由金澤大學的四個病例、聖瑪利安娜醫科大學的十四個病例、聖瑪利安娜醫科大學的十四個病例、鳥取大學的四十九例及東京好醫科大學的一四一例，合計有二〇八例。這些成績是檢討這二〇八例利用體外循環法進行全身溫熱療法效果所得來的。

簡單說是癌症，但癌症也有名稱不同的種類。全身溫熱療法是對以下的幾種癌症比較有效。

●肺癌……有效爲百分之三二點二。
●乳癌……有效爲百分之五六點三。
●胰臟癌……有效爲百分之四二點九。
●黑瘤……有效爲百分之五五點六。
●肝癌、膽囊癌……有效爲百分之六六點七。

男女效果的比較：

圖⑩　肺小細胞癌

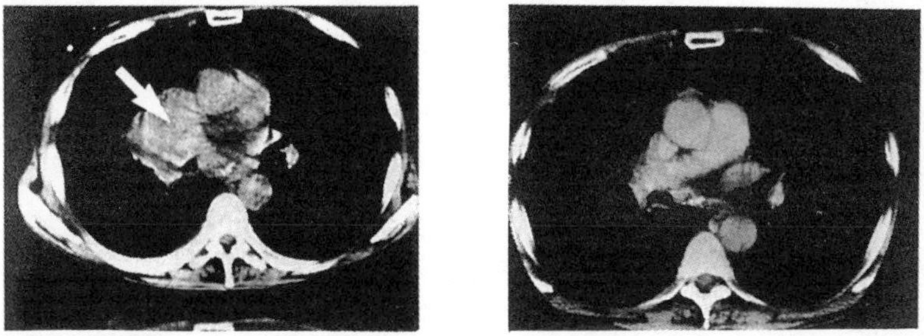

男性·58歲　胸部ＣＴ像
左：治療前／右：治療後
箭頭所指的肺癌已明顯的縮小

圖⑪　甲狀腺癌轉移到頸部淋巴病例

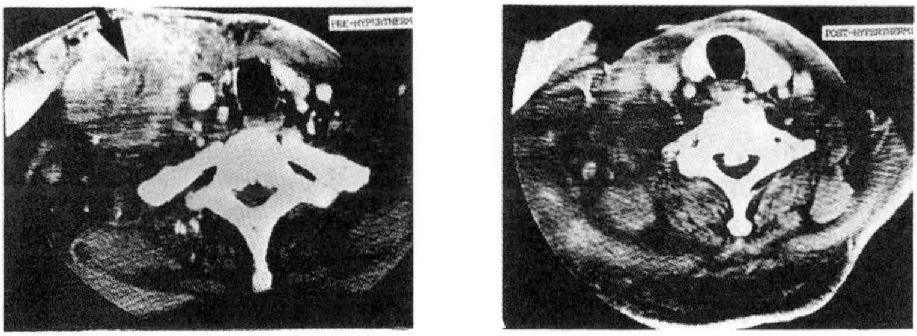

男性·67歲　頸部ＣＴ像
左：治療前、箭頭所指是淋巴節腫瘤
右：治療後

●男性……在一三一例中，百分之四〇點四的五十三例被認定有效。
●女性……在七十七例中，百分之三六點四的二十八例被認定有效。
換言之……男女之間治療的成績是沒有太大的不同。
以下是由年齡層來看：
●〇～四十歲……百分之五〇點〇。
●四十一歲～五十歲……百分之二六點七。
●五十一歲～六十歲……百分之四〇點三。
●六十一歲～七十歲……百分之三七點八。
●七十歲以上……百分之五〇點〇。
各年齡層當中，在治療效果上也是沒有太大的差別。唯一能說的是，越是有精神的人，全身溫熱療法的效果也就顯得越好；反之，對成天躺著的癌症末期的人就是沒有多大的效果。
另外，我們也發現如果反覆進行治療的話，效果也會升高。
●只進行一次加溫……效果爲百分之一八點九
●加溫兩次……效果爲百分之三九點六

圖⑫　肝癌

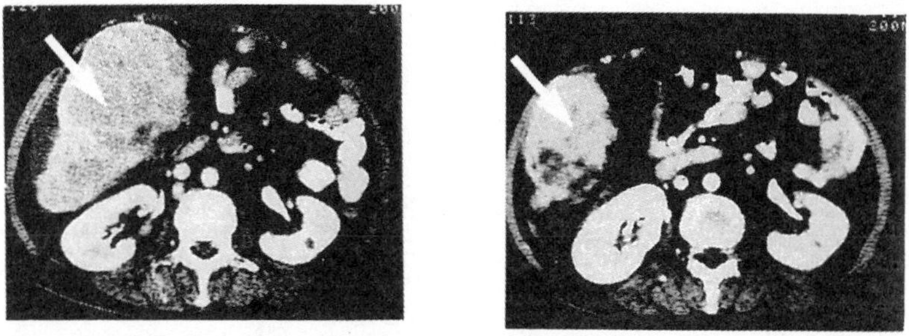

女性·40歲　腹部ＣＴ像
左：治療前／右：治療後
肝癌正在明顯地縮小

圖⑬　耳下腺癌轉移到肺部病例

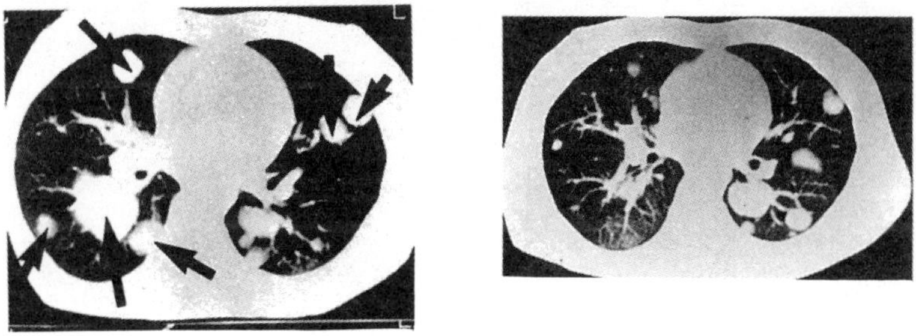

女性·29歲　胸部ＣＴ像
左：治療前／右：治療後
箭頭所指的癌已然變小

●加溫三次……效果爲百分之三五點九

●加溫四次以上……效果爲百分之四九點四

由此得知，隨著加溫次數的增加，治療效果也會升高。

經過一次治療就不再需要止痛劑

這裏介紹幾個實際出現治療成效的病例。

圖十是名五十八歲的男性。曾是名利用化學治療，亦即使用制癌劑都不見效用的肺癌患者。在經過三次的遠紅外線全身溫熱療法後，癌組織就變小了。

圖十一是名六十七歲的男性。甲狀腺癌轉移到了頸部淋巴。經過四次治療後，癌顯著地縮小了。

圖十二是名四十歲的女性。由於肝癌造成腹部積水，腹壁向前突出。這名患者的癌也在經過四次的治療後明顯地變小。當然，她並沒有同時使用制癌劑。

圖十三是名二十九歲的女性。耳下腺癌已轉移到了肺部。肺部的癌組織在六回治療下縮小了許多。

圖⑭　左側乳癌

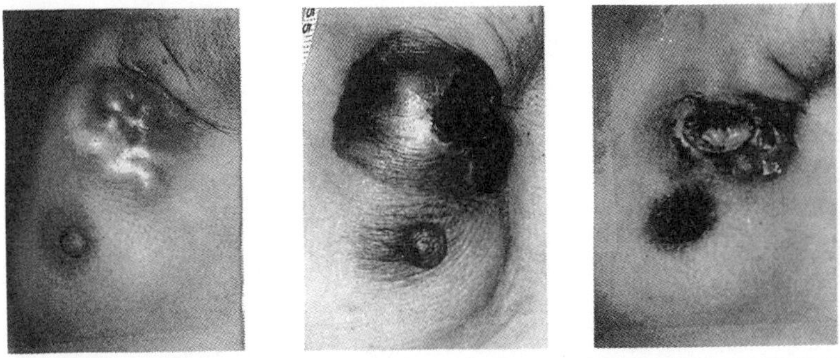

女性·67歲
左：治療前／中：進行一次治療後／右：進行三次後
腫瘤縮小，並化爲瘀痕一般

圖⑮　胰臟癌

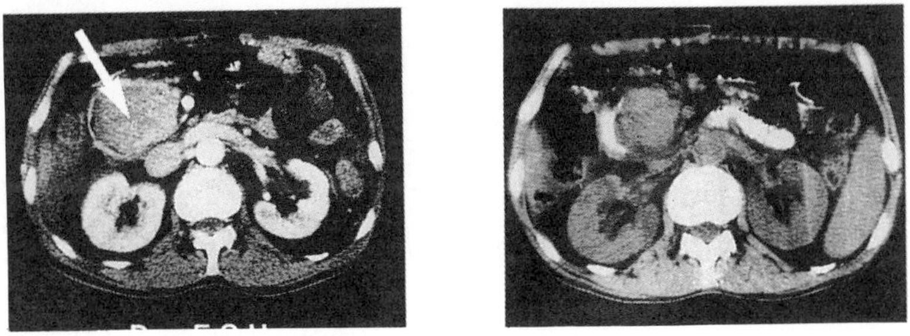

男性·58歲　腹部ＣＴ
左：治療前／右：治療後
箭頭所指的癌已然變小

圖十四是名六十七歲的女性。癌症最先發生在左側乳房。除了已轉移到肺部，也轉移到了骨髓。但是，經過三次的治療，原來一大塊的腫瘤也只變成了一塊瘀痕。

圖十五是名五十八歲的男性。患有手術都無效的胰臟癌，四次治療後，癌縮小了。有了食欲，癌症的疼痛也減輕了不少。

不光是這些病患，接受遠紅外線全身溫熱療法的每一名病患都很爲疼痛的減輕感到高興。利用全身溫熱療法治療最確實的結果就是，疼痛的消失。即使癌並未縮小，疼痛仍會消失。

只是，疼痛消失的情況各有不同，兩、三個星期後疼痛又再復發的病患也有，但長時間消失的病例也有。疼痛消失到三個星期以上的比率也高達百分之八十～九十。

即使每天注射嗎啡以爲止痛的患者，在經過一次治療後就不再需要止痛劑的病例也是頗多的。

即使被宣判患了癌症也無須害怕

基於全身溫熱療法，癌症的痛苦得以減輕，生命亦得以延長。病患心中因爲患得癌症而產生的絕望，也可以因此多少減輕一些，甚至泉湧出一股活著的喜悅。

一直到現在，癌症的診斷大多就是意味著死亡，遭到宣判的病患也多會因此失去了生存的勇氣。不管再偉大的人，一旦被告知患得癌症而頓時失去生氣，喪失食欲，甚至失去了活下去欲望的情況是很常見的。在診斷後得知患了癌症而自殺的也是大有人在。

爲此，「癌症的宣判」已然成了一個頗爲嚴重的社會問題。在診斷癌症病患的時候，是否應將實情完全告訴病患本人，經常就成了大家議論的話題，正因爲如此，大多數的情況就是──將患得癌症一事告訴患者的家人，而不對本人透露。

但是，隨著全身溫熱療法對癌症的得以控制，即使被告知患了癌症，患者也將不會再感到害怕。或許這說得有些誇張，但是，有了全身溫熱療法，對於「癌症的宣判」根本就毋須再恐懼了。

利用全身溫熱療法去除痛苦，爲患者治療並帶來希望，是我們身爲醫生的使命。病患自己一旦產生出要活下去的勇氣時，自我痊癒的能力也就會升高，要從癌症中恢復，也就是指日可待的事了。

⊙這是爲希望多知道一些專門性知識的人所寫用的

利用體外循環法的全身溫熱療法

目前已經不再使用了。我們在東京女子醫大進行利用體外循環法的全身溫熱療法的方法如下。

首先讓病患面朝上躺下，並施予全身麻醉。將血液由右側或者左側大腿處的動脈導出體外，利用熱交換器將患者的血液加溫到攝氏四十五℃，再將血液送回大腿靜脈(圖十六)。

將患者的體溫控制在攝氏四十二℃。在進行體外循環以前，按照患者的體重，進行每一公斤三百單位「肝素」的靜脈注射。肝素是一種防止血液凝固的藥物。

圖十七是插入大腿動脈和大腿靜脈的導管。圖十八則是這些導管插入動脈及靜脈時的情形。

圖⑯　全身溫熱療法圖

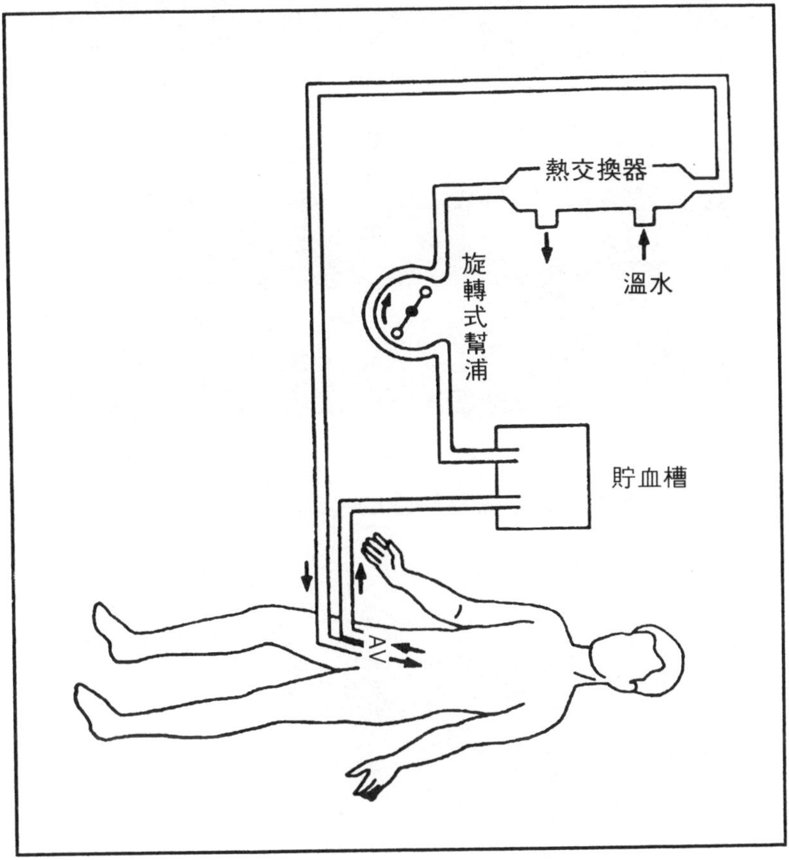

繪圖說明
由大腿動脈（Ａ）處將血液導出，透過貯血槽加溫到45℃，再由大腿靜脈（Ｖ）將血液送回。

圖⑰　在體外循環溫熱療法中使用的Kaniile

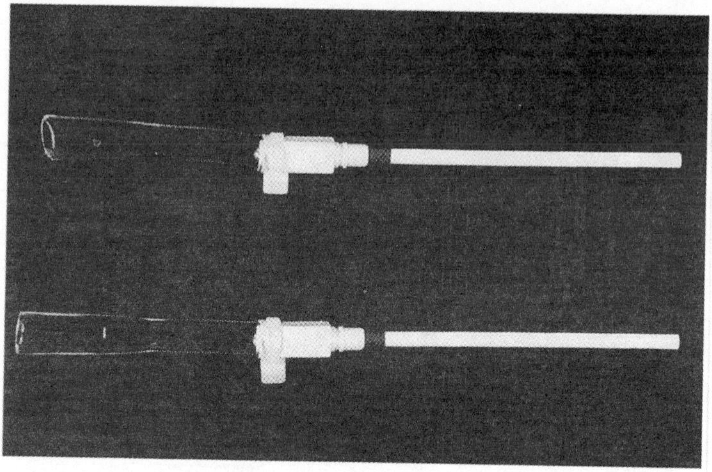

圖⑱　插入大腿動脈及靜脈的Kaniile

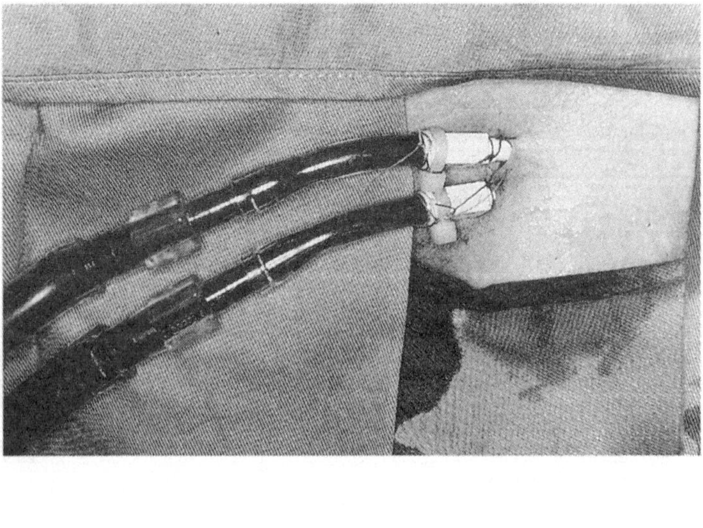

圖⑲　身體各部位溫度的變化／女性·63歲·子宮癌

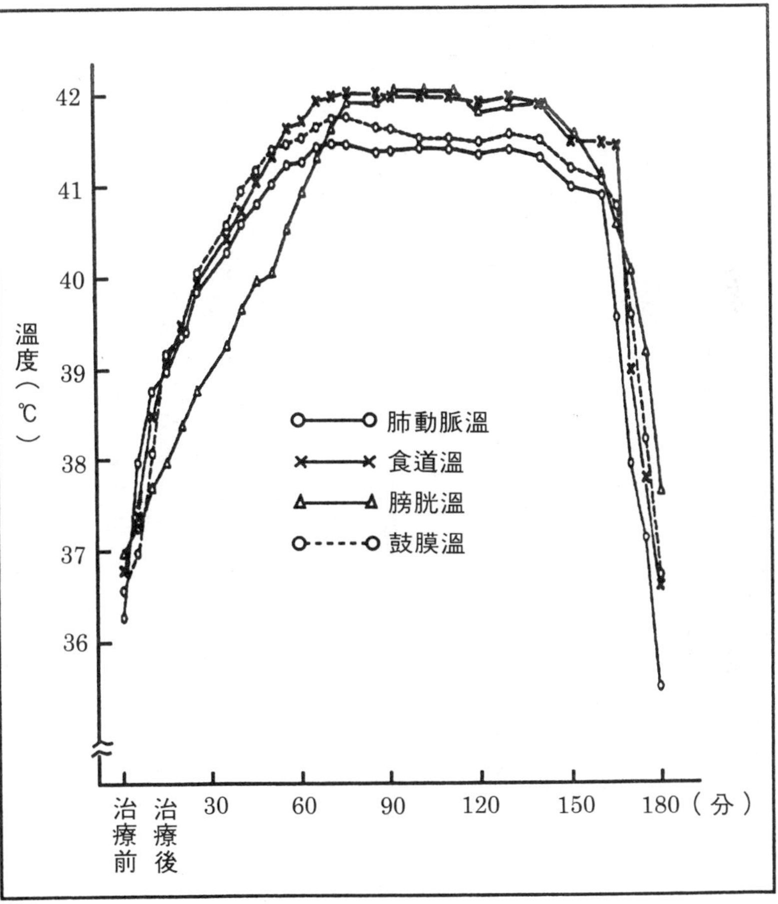

圖表說明
在開始加溫後的60分鐘，全身的溫度會變得大致一定。食道及膀胱的溫度顯得最高。

爲了將導管插入大腿動脈和靜脈，首先必須將直徑爲五公釐，叫做Kaniile的細塑膠管插進皮膚。這叫做經皮性穿刺法。在一次全身溫熱療法結束後，立即將Kaniile拔起，使用壓迫止血的方法來止血。

利用這個方法，除了可以不用切開插入導管處的大腿動脈和靜脈，也免除了使用人工血管的麻煩。這種經皮性穿刺法是相當衛生的，幾乎不用擔心會感染上細菌。

第一次治療和下一次治療的中間，大約有一個星期的時間。在這一個星期當中，病人一般都可以自己走動。治療時候的失血量，也就是說，由大腿動脈失去的血液爲——一分鐘一點五毫升。

如果導管是接在失血用Kaniile上的話，患者動脈的血液會被貯存在一個二百五十毫升的特殊容器中。利用熱交換器使這些血液上升到攝氏四十四~四十五℃，再由大腿靜脈送回患者的體內。熱交換器的水溫保持在攝氏四十九℃以下，而送回患者體內血液的溫度則維持在攝氏四十五℃以下。

在這時候，送回患者體內的血液是否有維持在攝氏四十五℃，必須利用監控器來注意。爲此，需要將監視患者體溫之用的導管插入肺動脈之中，以便測量肺動脈的溫度。

以這個溫度爲指標，來判斷送回患者體內血液的溫度。

此外，直腸、頭顱內部、手掌部深處、足部深處和出血等的溫度，都必能力以監控器監視。同時，爲了治療中患者的安全——心跳數以外——動脈壓、中心靜脈壓等等也都需要監控。

在治療當中，還必須採取其他各種措施。在加溫開始之後，要在病患的身體表面蓋上一層特殊的隔熱布，以防止體熱的散發。另外，要在病患頭部、臀部及肩部等處因壓迫而容易造成褥瘡的地方塞入海綿，以避免褥瘡的發生。

在採取這些措施之後，才開始血液的加溫。在體外循環的裝備下，由於血液流量有可能到達一分鐘一點五毫升，患者的體溫會很容易地升高。

在看過肺動脈、食道、膀胱及鼓膜等的溫度變化後(圖十九)，會發現膀胱溫度的上升是最爲緩慢。不過，到最後，身體所有部位的溫度都會固定在攝氏四十二℃上下。這正是全身溫熱療法最大的好處。因爲身體的任何一個部位都會升高到一定的溫度，這對殺死癌細胞是很有利的。

想要知道頭部溫度的時候，測量耳朵鼓膜的溫度即可。圖二十是測量鼓膜溫度

圖⑳　鼓膜溫度的測量

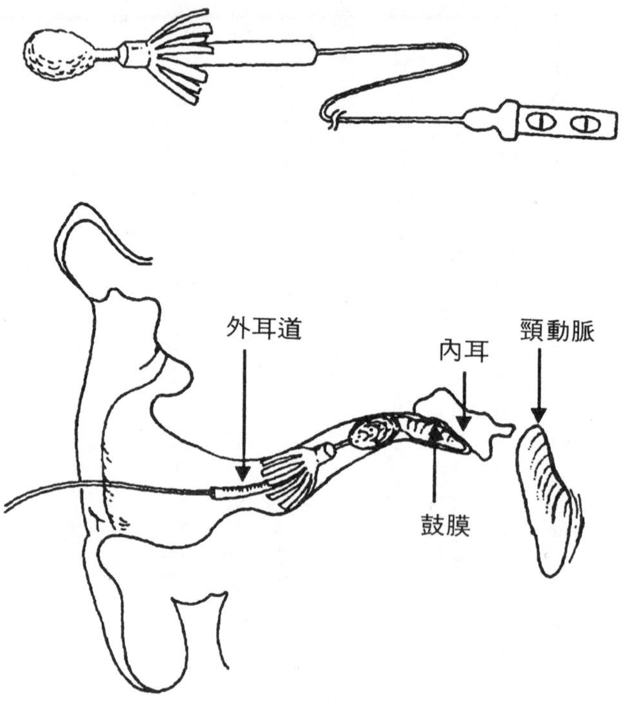

繪圖說明
在外耳道內插入溫度計，以測量鼓膜的溫度。這個溫度會反應出正確的體溫來。

圖㉑　全身加溫的治療情況

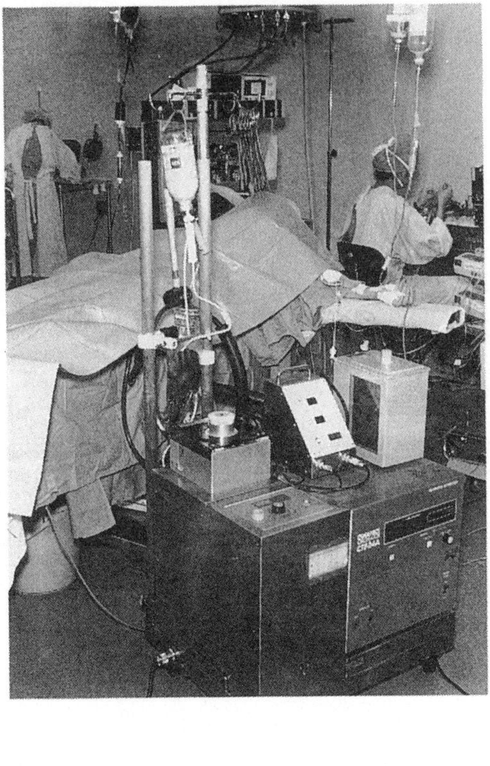

的裝備。把像小棉花球一般的東西塞入耳朶後，就可以知道鼓膜的溫度，也就是腦部的溫度。圖二十中所繪的裝備是放入外耳道中的。利用這個就可以測量鼓膜的溫度。

在加溫開始後的三十~四十分鐘，攝氏三十七℃患者的體溫會上升到攝氏四十二℃。在這個溫度維持三個小時候後，開始進行冷卻(圖二十一)。

冷卻時，將特殊隔熱布拿開，爲病患擦汗，並按照加溫時同樣的順序，開始體外循環的冷卻。大約二十分鐘左右，直腸溫度會降低到攝氏三十八℃。在這個時候停止冷卻，等待體溫的自然下降。

使用體外循環的全身加溫，是以每週一次，進行四次爲一個療程。

第二章

爲什麼遠紅外線會對治療癌症有效

其實電磁波還各有不同

在這一章，讓我們首先針對遠紅外線做一個說明。

在我們的周遭，有無數肉眼所看不見的「波」在交互相錯。照X光片的X光也是由波所形成的。眼睛所能看到的光也是波。電視、收音機的電波也是波。這些波的不同之處僅在於稱之爲周波數的波長上而已。

這些波全都可以稱之爲「電磁波」。所謂的「電磁波」是正確稱呼電界與磁界的波、或者電力線與磁力線學術上的正式名稱。

這樣說來，似乎很難令人了解。而且，說起磁界波，搞不好有些人的反應還會是：「這到底是什麼玩意啊？」。比喻不好是很難理解的，但如果能將從益力絆（注）所發出的磁氣想成是和磁界波一樣東西的話，或許就會比較容易明白。（注：腰酸背痛時貼於背上的圓形小磁氣貼布）。

另一方面，所謂的電波，比喻來說，就是電流。

這些電磁波的波長只要稍有不同，波本身的性質就會產生很大的變化。因此，

圖㉒　電磁波的種類

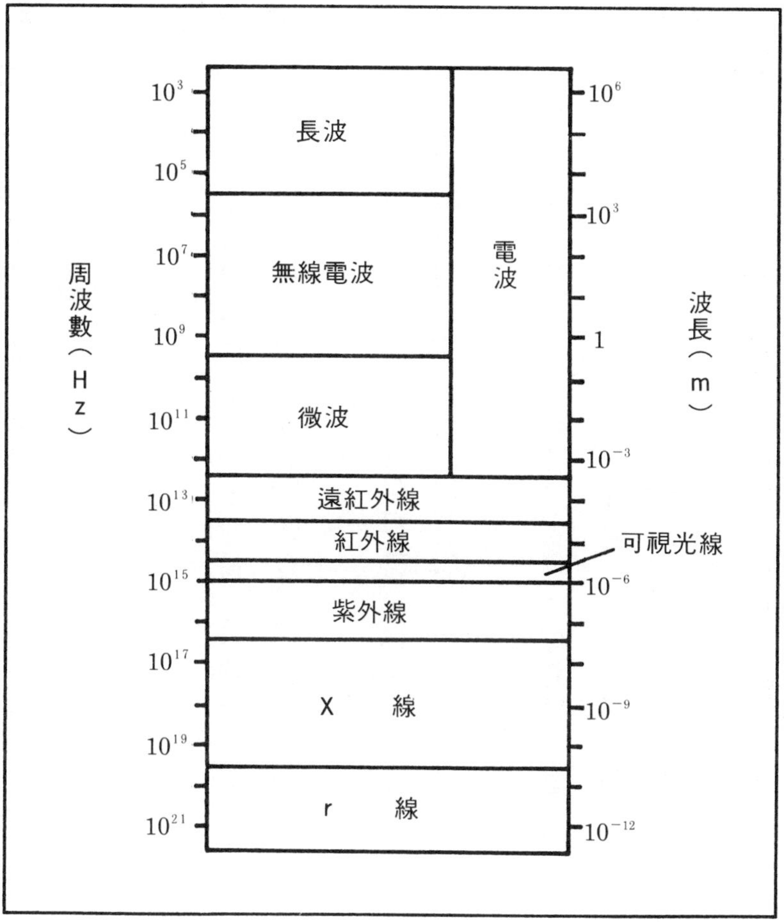

圖表說明
從波長較短的開始排列，包括有所謂的放射線，可見光線到電波，電波之中又各有不同。

電磁波的稱呼，其實是非常富變化的。

由波長較短的開始排列，包括有放射線，可見光線到電波。電波之中又還有各種不同的種類(圖二十二)。舉例來說，小孩子遊戲中使用的搖控汽車，就是利用無線電波來控制汽車的。

看得到東西的光就是可見光線。如果波長比這個可見光線短的話，就是紫外線。相反地，如果波長比可見光線要長的話─就是紅外線。波長要比紅外線再長的話，就是遠紅外線了。

簡單來說，彩虹中從紅色到紫色就都是可見光線。然而，波長比這個紅色要長的紅外線，卻是肉眼所看不見的。波長較紫色要短的紫外線也一樣，是肉眼所看不到的。

在歷史上，肉眼可見的可見光線姑且不論，比較有爲人所運用到的是，周波數偏低的一方。在長距離通訊中，低周波數發揮了相當的威力。周波數指的是，電磁波或者電流等的交流，在每一秒鐘內方向改變的次數。在這種情況下，是以陽極和負極一組算是一次。

周波數的單位是以赫茲來表示。赫茲是振動數的意思。由於每改變一次方向就會振動一次，赫茲因而成爲計算的單位。

太陽眞正的「恩惠」是紅外線

紅外線是電磁波的一種，由於傳送放射能效果極佳，又被稱之爲「熱線」。由於波長比可見光線中波長最長的紅色光還要長，因而被命名爲紅外線。

在紅外線中也有各種不同波長。其中，接近可見光線者稱之爲近紅外線，遠離可見光線者就是遠紅外線。應該有不少人是因爲遠紅外線常被用在三溫暖等方面而知道它的。但可能就不太有人會去質疑「近紅外線是什麼呢？」。

近紅外線是將近攝氏一千度的熱線。例如，在烤鰻魚時使用的長木炭中，就會散發出這種近紅外線。

儘管近紅外線的熱線會將鰻魚的表面烤焦，但也因此得以將它的美味保存在魚肉的內部，烤出美味的鰻魚。相對地，利用炭火燒烤牛排之類，肉的本身會縮小。爲此，有越來越多烤肉店改用起了遠紅外線。利用遠紅外線燒烤的話，不單肉的大小不會改變，還可以將熱傳到肉的中心。

當然，紅外線並非只能夠加溫。它也經常被運用在電視遙控器、自動門和照相機的距離測定器上。

遠紅外線將熱傳到中心深處的特性，在溫熱療法中得到相當地活用。特別是像在遠紅外線中波長達七微米左右的波，由於不但不會帶給肌膚刺激性，又可以深入皮膚底層，可以令人在剎那間得到溫暖的感覺。因此，經常使用在低溫烤箱等設備上。

無論如何，我們是受到了紅外線很大的照顧。通常可用「接受太陽的恩惠」的表現來表達，太陽眞正的恩惠就是太陽的能源。而太陽能的主角便是可見光線和紅外線。

詳細分來，可見光線佔了百分之四十，而紅外線佔了百分之六十。換言之，就算說我們從太陽那兒主要是受了紅外線的好處，這也不過份。

接下來讓我們將目光轉到一般的家庭。近來，基於安全的理由，電暖爐越來越受到人們的歡迎。電暖爐的主要部分是鎳鉻合金線加熱器。鎳鉻合金線加熱器將電力轉化爲熱能的效率，事實上達百分之百。以前是純粹只纏上鎳鉻合金線；近來則是將盤成螺旋狀的鎳鉻合金線放入中空絕緣體陶瓷管的內部，以便更容易釋放出紅

圖㉓　熱是如何傳送的？

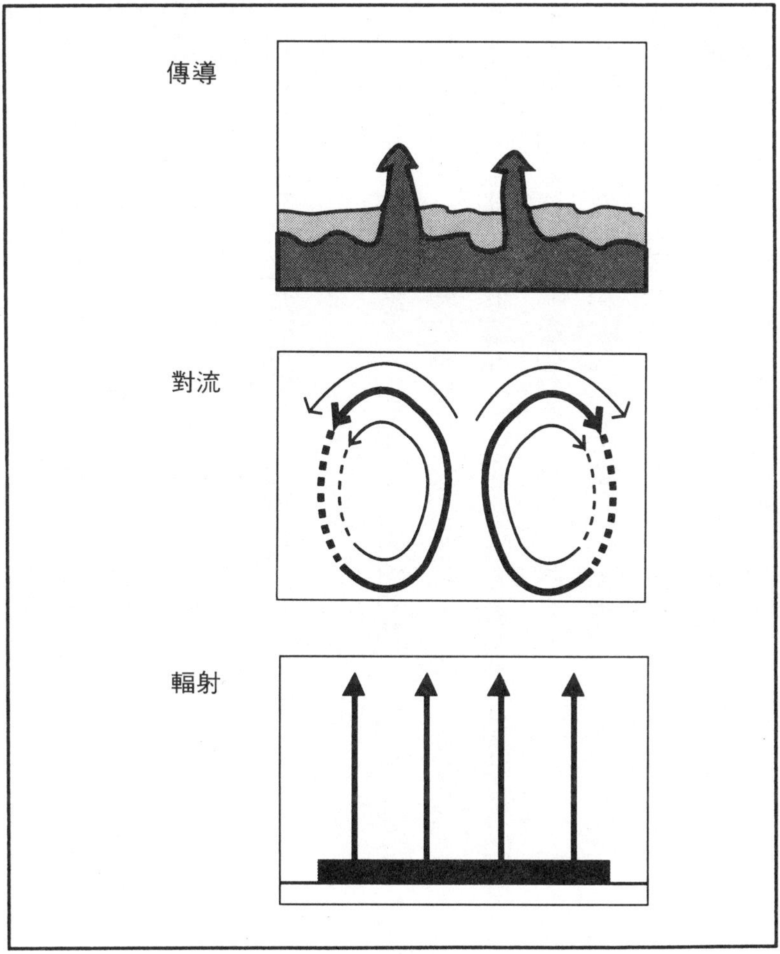

繪圖說明

熱的傳送方式有「傳導」、「對流」、「輻射」三種。遠紅外線是利用「輻射」方式傳熱。

外線。

像這樣爲了得到熱能，重要的是紅外線而非可見光線。電毯是由面狀加熱器形成的，是一種完全可以將熱能傳導至人體的產品。從電毯也會直接向人體散發出放射熱來。

爲什麼紅外線的熱作用很強

熱的傳導方式有「傳導」、「對流」和「輻射」三種，在此做一個簡單的說明。

當熱開始由一個物體移動到另一個物體時，它就已經在被使用當中。當熱能在物體內部由高溫部分向低溫部分順次傳導時，就叫做「熱的傳導」(圖二十三)。熱傳導的速度依物體內部的溫差和材質而有所不同。

一個物體內部左端和右端的溫度就可能不盡相同。當這兩者間溫度差別越大的時候，熱的傳導也就越快。

熱傳導的速度因材質而異，想必是大家都能了解的。像是金屬和木材的熱傳導速度，當然就會不一樣。我想這是誰都知道的。

其中也有些幾乎就不能傳熱的材質。隔熱磚就是。隔熱磚包含了大量的空氣，爲了減少熱能的移動而帶有許多小孔。換句話說，就是爲了儘可能降低熱傳導效率而設計的材質。另外，由於眞空中缺少傳送熱振動的原子，所以熱傳導並不存在。

其次，像氣體、液體一般的流體在遇熱後會膨脹，變輕向上移動，而冷的部分下降。熱能就像替換似地動了起來。這就是對流。

在放好熱水後一陣子再進入澡缸，會發現下面的部分較溫，而上面逐漸冷卻的熱水卻因爲變重而向下移動。

另外，天冷的時候，在屋內點上瓦斯爐。由於燃燒而變熱的空氣因爲變輕而向上升去，致使只有房間內的上方會暖和起來。暖氣機裝在低的地方，而冷氣機裝在高的地方才會更具效果。

像這樣一旦變輕就朝和重力相反的方向，或者受到壓力的方向的移動，就是「熱對流」。

第三個放射的傳熱方式是和傳導及對流有些不同的。由以下的例子可以了解。

將手放在爐火上烤火時，手會熱起來。但是，在手和爐火當中放上一張厚紙板的話，手就漸漸感受不到那股熱。換作是薄紙的話，熱能會被減弱，但熱仍會到達。做做實驗就會了解。這個時候，由於紙是固定不動，熱不會因爲空氣的對流而產生移動。

另外，由於空氣的熱傳導效率是非常地微弱，手放在爐子上烤火而會馬上感到熱的緣故，很明顯地並非是藉著空氣這一物質來傳導的。爐子的熱能，是以電磁波的方式傳到手上的。

太陽與地球之間存在著一大片浩瀚的眞空狀況，從太陽向地面注入著大量的熱能。但是，當太陽一旦被雲層遮住的時候，熱同時也和光一樣地被阻隔了。

這種以和光一樣結構來傳導熱的方式，就叫做「熱放射」。熱放射所利用的是，波長比光要長的電磁波，也就是紅外線放射。

所有的物質都是由分子構成，而分子擁有特定的振動數。紅外線的振動數，和構成物質分子特有的振動幾乎相同。幾乎所有的物質都是這樣。

因此，當紅外線投射在物體上時，由於分子的振動數和紅外線的振動數相近，便會產生電力性的共振。基於共振，紅外線的能量會悉數地被物質所吸收。這也就是爲什麼紅外線會有很強的熱作用。

光線會因爲空氣中的塵埃、水滴等微粒子而發生反射或者散亂的情況。雨後浮現的彩虹也就是基於這個原理。

不過，由於紅外線的波長長，比起紫外線和可見光線，比較不會因爲微粒子而出現反射或者散亂的現象，也能夠很有效地穿透過空氣。在爐上烤火會馬上感到熱的緣故，也是因爲紅外線比較不會反射或散亂的性質。

爲什麼紅外線最適合做爲加溫熱源

在我們日常生活當中，有很多地方都會用到遠紅外線。例如石烤山芋。比起用火直接燒烤，石頭的熱能更能將熱傳到山芋的中心，而烤出美味的佳肴。這是因爲從石頭內散發出的遠紅外線。

熱一定是由高的地方向低的地方傳送。即使是遠紅外線受熱的方式也不會有所改變。如果只是一味的受熱，而放出的熱又少，溫度就會逐漸上升。

例如，夏天海濱的溫度之所以比氣溫高得許多，也是相同的道理。如果赤足走在上面，腳底都還會被灼傷。

就好像遠紅外線暖氣一樣，即使周圍感覺的氣溫不高，但隨著時間的過去所承受到的溫度卻很高。因此，如果使用不當是會造成灼傷的。它的原因就出在，雖然暖氣周圍的空氣溫度不高，但是皮膚所承受到的紅外線熱量卻會隨時間而變得過多。

靠近由攝氏六十℃~七十℃左右溫度所放出的遠紅外線，並承受其大量的放射，儘管並不會造成灼傷，但卻會受到相當熱的刺激。

現在的烤麵包機和以前有很大的不同。以前的烤麵包機是在兩張重疊的雲母板中間夾上鎳鉻合金線。傳熱效果並不是很理想，經常會烤出從側面看來，像是塊小鼓的土司來。

不過，如果用最近的遠紅外線烤麵包機來烤吐司的話，由於可以烤得讓表面和內部的溫度不會有太大的差別，即使是厚吐司，也不會變成像小鼓一般的形狀。連中間都會有足夠的熱來烘烤。

而如果想把麻薯的表面烤成金黃色的話，要用什麼樣的加熱方式才好呢？用微波爐，與其說是烤，倒不如說是被加熱熔解而已。如果用的是瓦斯爐的火，多半只會把表面烤焦並留下薰黑的痕跡。相反地，如果用遠紅外線加熱的話，由於加熱溫度調節容易，沒多久就可以烤出金黃色的麻薯來。

經由以上的例子，對於遠紅外線的性質，應該有了一定程度的了解。

遠紅外線的熱作用不僅止於物體的表面，還可以深入底層。也就是說，遠紅外線可以直接加溫甚至到病患的皮下組織。因此，如果病患十分擔心會被灼傷的話，就應該相信遠紅外線是溫熱療法中最適當的加溫熱源。

爲了善加利用遠紅外線以爲加溫熱源，是有好好討論怎麼樣波長的遠紅外線才會被皮膚吸收的最多，而且又不會感到難受的必要。

確保安全的兩段式自動停止裝備

目前，在全世界所進行的全身溫熱療法中，有前面說明過的體外循環法、使用太空衣的方法以及利用遠紅外線的方法特別具有優點。

第一、比起太空衣，遠紅外線更能有效地傳熱。第二、不須像體外循環法對病人進行全身麻醉。而且也不必將導管插入血管內，讓血液流進流出的。

總而言之，遠紅外線方法的一切，都是不太對病患有侵襲性的，帶給病患的負擔自然也就會減少。因爲如此，病患在治療後的QOL(Quality of Life.生活品質)

會很快速地升高。

在前面我們提到了，在美國參觀的時候，患者在治療之後便能自己返回病房這件讓我們驚訝不已的事。對體外循環法而言，這簡直是不太可能的事。

那麼，利用遠紅外線的全身加溫裝備又是個什麼樣的構造呢？讓我們來說明一下。

魯加醫院所引進的遠紅外線全身加溫裝置，是和威斯康辛州立大學癌症中心的羅賓斯教授等人在臨床實驗上所使用的同一裝備。製造這項裝備的恩薩米克斯公司也同是位在威斯康辛州內。魯加醫院是全日本第一個引進這項裝備的機構。

這項裝備是一個呈四角形的不銹鋼箱子。內部有一由厚度一點二公釐銅板形成、長二公尺、直徑九十公分的圓筒。病患是躺在活動床上進入這個圓筒內的。

銅板上塗有陶瓷，以產生遠紅外線。加溫用的螺旋形加溫器被安置在銅板圓筒的內側。陶瓷經由這個加溫器被加溫，成為放出遠紅外線的裝備。

加溫中，須關上圓筒入口旁的門。如此一來，就只有病患的臉及頭部會露在機器的外面(圖二十四)。

為了能夠安全的使用這套裝備，裝備上附有雙重系統的操控設備。一個是如果

圖㉔　思薩密克斯公司所開發的遠紅外線加溫裝備

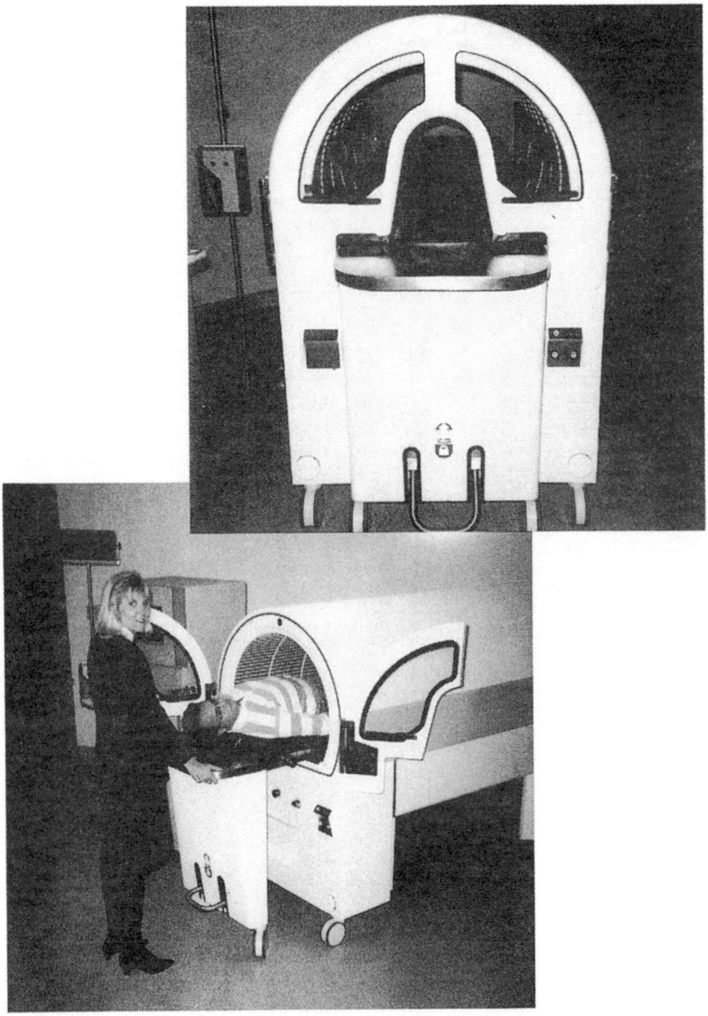

溫度到達攝氏七十五℃的話就會切斷加溫裝備的電源；另一個則是在到達攝氏八十℃會自動切斷。有了這兩段式結構的自動裝備，就可以確保病患的安全。

加溫中的痲醉，不是利用氣管內插管方式的全身痲醉，而是利用噴妥耳進行輕微的靜脈痲醉。加溫中不使用人工呼吸器，患者是靠自己在呼吸。這一點就是和體外循環法非常不同的地方。另外，每一個小時由靜脈注射一公升百分之五的葡萄糖點滴。

接下來是測量食道及直腸等部位的溫度，如果它們都到達了目標溫度，患者所躺著的活動床就會由加溫室中移出。此時，用毛毯將患者包住，以防止熱能散掉。平常，要達到攝氏四十一點五～四十一點八℃的目標溫度，大約是在開始加溫後的六十～八十分鐘。

維持這個目標穩定約一個小時，保持體溫—然後再冷卻。單是拿開蓋在患者身上的毛毯，只要三十分鐘左右，直腸的溫度就會恢復到攝氏三十九點五℃（圖二十五）。到此，治療便告完成。

根據羅賓斯先生的表示，患者的白血球數在二千以上，血小板數在十萬以上，血清膽紅素值在二點〇㎎／dℓ以下和血清肌酸酐值在二點〇㎎／dℓ以下的病患，才

圖㉕　身體各部位體溫的變化

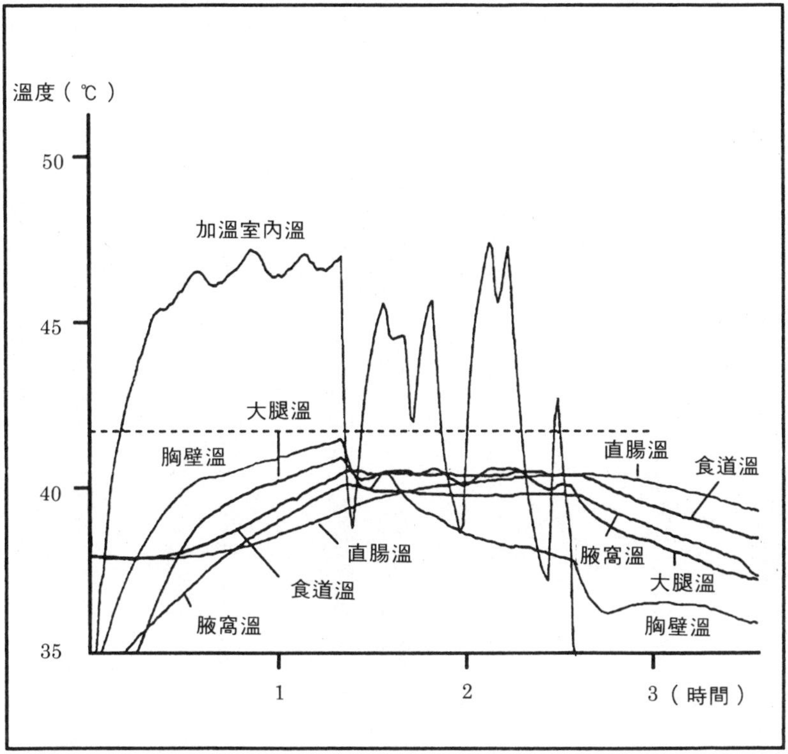

圖表說明
加溫室內的溫度最高，各內臟器官的溫度在開始加溫後一個半小時，會變得大致相同。

是這套遠紅外線加溫裝置治療的對象。

血清膽紅素值是表示肝臟機能的檢查數值之一。血清肌酸酐值則是觀察腎臟機能的檢查數值之一。

換句話說，對於白血球數和血小板數太少的病患，以及肝臟和腎臟機能不足的患者而言，這套治療是不會有用的。另外，兩週內不曾接受化學治療也是全身溫熱療法的要求之一。

利用遠紅外線的全身溫熱療法的另一個好處就是無須住院。如果是體外循環法，在治療後仍必須住院約一星期。而且，每當精神體力才恢復就又得接受下一回的加溫治療，患者根本就無法出院。

但是，由於遠紅外線對患者的傷害很少，患者在當天的下午或者第二天就可以出院。

日製的全身加溫裝備現正進行「治驗」當中

截至目前，僅只介紹了恩薩米克斯公司的裝備。在日本也早就製作出了全身加

圖㉖　日本生產的全身加溫裝備

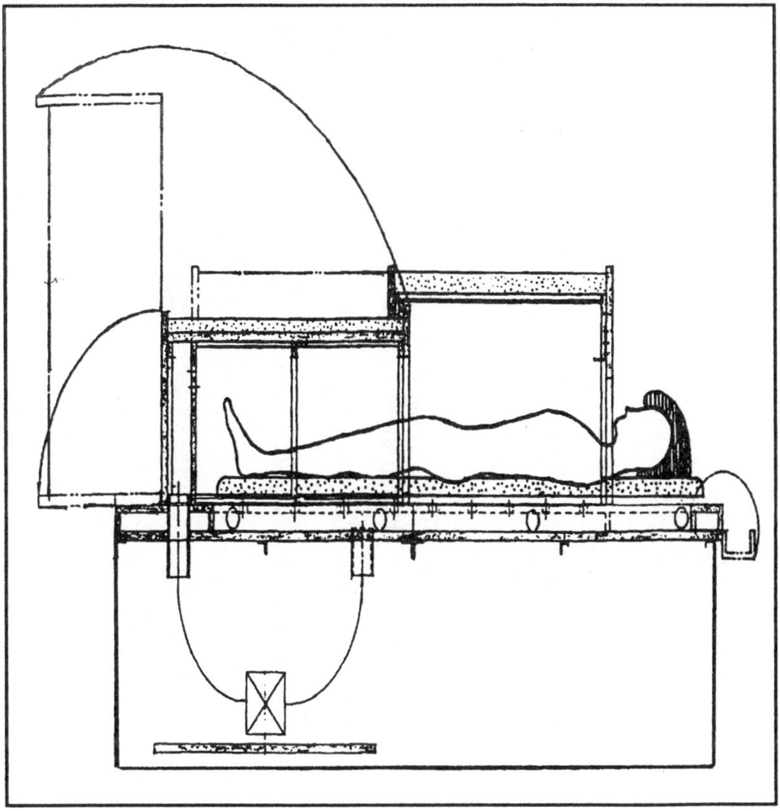

繪圖說明
覆蓋在患者上方的容器蓋是屬於兩段式的，也可以拉出到睡墊以外。

溫裝備。目前正在治驗當中。治驗是醫學用語，由於是調查關於治療效果和副作用等等，其實說的就是治療一事。

這樣說的話，或許會有人以爲我們在做什麼人體實驗。我們早就在實驗的前階段中，利用各種方法對效果及安全性進行了試驗。爲了得到進一步確實的臨床資料，在最後進行的便是治驗。

在這裏，讓我們來介紹一下富士家株式會社的遠紅外線加溫裝備。這套裝備的大小是，高一百三十四公分、長二百四十一公分，寬一百一十公分。長度和恩薩米克斯公司的裝備大致相同，但是，寬幅和高度大概都縮小了三分之一左右(圖二十六)。

腳部上方的圓筒比上半身方面的來得小。上半身部分的圓筒可以滑過到下半身的部分，形成一個雙重圓筒的設計。另外，從病患的左右兩邊接上點滴的管子和連結監視器的電線。

圓筒內的空氣屬於對流式的設計。由於對流的空氣很乾燥，不含溼度，可以因此帶給病患舒爽的感覺。不過，關於這一點，美國方面的研究則認爲它會減少加溫的效果。

加溫中是可以將病患的頸部和頭部施加冷卻的，當全身在攝氏四十二℃的時候，頭部溫度卻可以保持在攝氏四十℃。因此，一旦習慣以後，患者可以不使用鎮靜劑便接受治療。

一般的遠紅外線是由無機物的陶瓷產生的，但在這套裝備中卻是由有機體的發熱體中生出的。因爲，根據研究，由有機體產生出的遠紅外線熱，可以被病患的皮膚很舒暢地吸收。

在測量直腸溫度時，使用的是精密度達百分之百的測量計，並且是可以經由電腦控制來進行加溫的裝備。在開始加溫後九十分鐘，直腸溫度將到達攝氏四十二℃。

在德國有百分之六十四的患者在經過一次治療便出現療效的

接下來也讓我們談談有關德國的全身溫熱療法

在德國德列斯坦市，從很早以前開始就已經有人在使用全身溫熱療法。一九六五年，阿魯坦先生是第一位開始全身加溫的人。

當時是讓病患坐進熱水中，注射葡萄糖液並給予氧氣。阿魯坦先生等人在這之後二十五年間不斷進行研究的結果發現了，利用遠紅外線的溫熱療法。

遠紅外線中，使用的是波長特別長的。在六十～七十分鐘的加溫之後，病患的體溫會上升到攝氏四十一點八℃上下不超過攝氏零點二℃的範圍內。加溫前先給予輕微的靜脈痲醉，之後再開始加溫。

由於注入了濃度爲百分之十的葡萄糖液，在一個小時後，病患的血糖值會變成五百～七百mg／dℓ。血糖值的正常數值是在九十～一百一十mg／dℓ之間，因此，在加溫中的病患會暫時性地陷入高血糖狀態。據說基於這樣的高血糖化會使得血液呈現出乳酸酸性，癌就會變得很怕熱。

這個時候，再給予病患大量的氧氣。氧氣的足夠與否，可以經由動脈中血液的氧氣濃度來檢查。這就是所謂的動脈氧氣濃度，在全身溫熱療法中將維持在二百一十三到一百一十三mmHg之間。正常數值是在一百～八十mmHg上下。

在患者的體溫維持在攝氏四十一點八℃達六十～七十五分鐘之後，開始爲患者冷卻。這幾乎沒有任何副作用。

圖㉗　在德國德勒斯坦市的治療效果

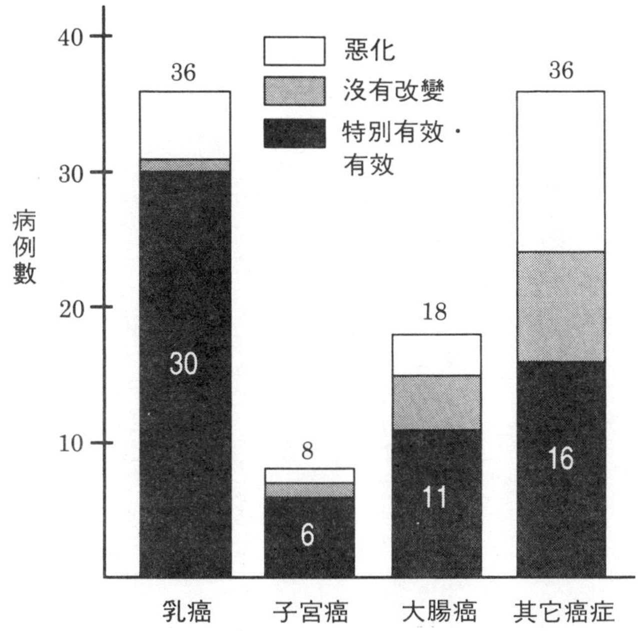

圖表說明
以統計圖可以得知，治療乳癌的效果最佳，另外在子宮癌和大腸癌中特別有效的病例亦不少。

德國的全身加溫僅僅治療一次便告完畢，但成績卻是相當地驚人(圖二十七)。德國的全身加溫也是不使用抗癌劑的。

以下是在德國全身加溫的治療成績。

這加溫治療是針對癌症逐漸惡化，而且其他方法也都幾乎束手無策的九十八人爲對象進行的。

將治療結果分成「特別有效」、「有效」、「沒有改變」、「惡化」四組來看，在九十八人當中，「特別有效」和「有效」的有六十三人。換句話說，有百分之六十四的病患對它的效果予以肯定。

僅只治療一次就得到了百分之六十四的肯定，如果再反覆進行的話，應該可以得到更好的成績才是。目前，它也被使用在早期的癌症上。

下半身知覺麻痺也能有所改善的第一位病患

第一位使用由魯加醫院所引進的遠紅外線全身加溫器的病患是，因爲肺癌轉移到脊髓而造成下半身完全麻痺的三十三歲男性。

「無論如何我想試一下全身溫熱療法！」

從一九九〇年歲暮住進魯加醫院之後，這名患者就一直期待著遠紅外線的全身溫熱療法。

他在某家大學醫院中已經接受過不知多少次的化學治療，之後又是放射線治療。但是，在治療後卻造成了下半身的完全麻痺，他堅稱：

「是因爲大學醫院的放射線治療太過強烈，傷害到脊髓而造成麻痺的。」

但院方卻輕描淡寫地一推，說是：

「下半身麻痺是因爲癌細胞轉到脊髓的緣故。」

從此，他就再也無法信任這些治療方法了。

在他聽到遠紅外線加溫器的消息後，就像快要溺斃的人連一根稻草都想試著抓住的心態，他決心要試試看全身溫熱療法。從住進魯加醫院後，他便滿心期待著裝備的引進。

雖然決定在一九九〇年年末引進，並在九一年一月經由海上運輸到達了日本，卻爲了取得厚生省的許可而曠廢許多時日。在不知送上了多少次的請願書後，厚生省才終於發下了許可。

接下來就是搬運的問題了。加溫器是由一噸以上鋼鐵的主體以及連結主體的電腦系統所構成的。準備了兩台起重機，打破了醫院二樓所有的窗戶，又花上了半天的功夫才終於搬進了醫院。放進治療室後一望，感覺像是一個兩公尺以上的巨大鋼箱。想到將靠著這台治療器來治療日本人的癌症，我們不由得感到緊張起來。

不過，還有一個更嚴重的問題擋在前面。當時正好是波斯灣戰爭發生的時候，美國所有和醫療相關的人士一律不准到國外去。

這眞的是時運不佳。原本要爲我們做技術指導的麻醉師、麻醉的專門護士和電腦工程師三個人，都因此而無法到日本來。

最後，等到他們抵達日本時，已經是波斯灣戰爭結束後的一九九一年二月中旬。從那之後的一個星期當中，開始相關的技術指導。包括我們和幾名醫院幹部，連星期日也停止休息和他們一起進行治療。

這第一位病患在每一次治療後，都會出現充滿希望的神情。這是因爲連他自己都可以感覺到病情好轉的緣故。

舉例來說，他從在那之前一直都躺在病床上的住院生活，變成到可以靠輪椅活動的情況。這對病人來說，可說是無比的喜悅。而且也有了食慾，生活品質是大大地改善。他從很早開始就一直期待著下一次的治療。

連他母親也都噙著淚水高興地說：

「我已經兩年沒有看過這樣的笑臉了。」

而且，更值得一提的是，下半身的知覺痳痹正在逐漸地好轉。

溫熱療法學會上報告的二十個病例的治療效果

在一九九一年二月開始的全身溫熱療法終於步上軌道之際，日本溫熱療法學會決定在九月召開。並決定由學會在這場會議上對遠紅外線全身溫熱療法的治療病例提出報告。

但是，要報告什麼樣的病例，又如何去報告呢？同時，又發生了讓我們頗爲困擾的情況。與其說是困擾，倒不如說是悲喜交集或許要來得更爲恰當。

最早的時候，我們是以由東京女子醫大介紹來的病患爲治療對象。誰知道在治療情形經週刊雜誌、報紙披露介紹後，詢問和希望接受治療的期盼卻由全國各地蜂湧而來。迴響如此之大，令人感到驚訝。

遠紅外線療法以一週一次的療程進行，四次算是一個階段。每一次治療要花上大約四個小時，因此，一天只能對兩名病患進行治療。

病患每隔一週一定得接受一次治療，因此，一台全身加溫器所能負荷的治療也就有了極限。儘管希望接受治療的患者蜂湧而來，但院方是無法讓所有的人都如願的。但是，只要能力許可，我們是希望儘可能地接納病患。我們是希望能爲更多更多的病患帶來「生命的喜悅」。因此，除了從東京女子醫大來的病患，還加入了直接申請的人士，以每週十二個人的進度來進行治療。

接受全身溫熱療法的都是癌症末期的病患。雖說是癌症末期，但其實是涵蓋了各種不同的階段。其中包括有很多接近終末期的病患。在這樣的病患之中，有的人很可惜地連一個階段的治療都無法完成，而半途停止；另外則有些人是因爲在治療前病情惡化，而不得不取消治療的。

因此，我們決定了要在學會上針對完成一個階段以上治療的二十個病例提出報告。二十名病患中，有三十三～七十三歲的男性十三人和女性七人。

目標溫度是以食道溫度的攝氏四十一點〇～四十一點八℃爲準。治療結果是完全消失（CR）的百分之十，部分消失的（PR）的百分之四十、輕度消失（MR）的百分之三十和沒有改變(NC)的百分之二十。

在這二十個病例當中，有相當於百分之八十的十六名病患肯定治療的效果。這其中有兩人完全痊癒。這兩個人在經過三年半後的今天，仍然生龍活虎地在享受生命。

引進二號機儘速爲病患進行治療

魯加醫院使用遠紅外線的全身溫熱療法，在一九九五年一月的現在，已經完成有一百六十人的九百次治療。對於在第一階段出現療效的病患，將在兩個月後再繼續進行第二階段的治療。因爲這將會出現更好的效果。

對於在第一階段中效果不是很明顯的病患，再經過一番溝通後，第二階段的治療也正在計畫當中。其中，要做到十個階段的病患也有。

對癌症末期病患而言，三到六個月的等待時間都可能太過嚴苛。當然，來不及治療的情況也不是沒有。也有些人是因爲體力日漸衰退，而到了無法接受治療的地步。要想解決以上的問題，唯一的方法就是儘早引進第二號的加溫器。並且訓練數名專門負責加溫器的醫生和護士。從一九九五年五月開始，在舊有的加溫器外又加上一部新機器，魯加醫院爲治療末期癌症正發揮著無比的威力。

二號機的治療要旨和一號機是相同的。以僅僅四年的經驗爲根基，戰戰兢兢地爲病患進行不會帶給他們負擔的醫療。

比方說，即便是在麻醉方面，也都有了長足的進步。另外，在關於治療時氧氣的吸入也參考了德國遠紅外線全身溫熱療法的經驗。積極採用了可望有更大效果的高血糖、高氧氣療法的合併療程。

另外，更朝著改良新機器性能並使之輕巧化的計畫進行。而爲了配合這些改良，電腦系統也勢必得更具安全性和可性信。

目前我們也正在對第一階段和第二階段的間隔時間、這其間的合併治療（如化學治療和免疫療法等等）、治療前後檢查的完善與否以及對付治療不適應時的方法，進行研商之中。更重要的是，病情和治療時日的關係。爲了避免從申請治療後病情惡化而不及治療的情況發生，我們希望能在接受申請之後儘快地爲病患進行治療。

第三章

消除疼痛並得以延長生命的實際病例

從手術都告無效的肺癌中恢復

被診斷連手術都束手無策的癌症，因全身溫熱療法而縮小；被宣判只剩下三個月生命的病患卻還活過了五年以上的病例並不在少數。在這一章中，我們就要介紹幾個像這樣的病例。

首先是一名在東京女子醫大接受利用體外循環法進行全身溫熱療法，肺癌並因而石化的男性。以下是他的手記。

我是名二十八歲的男性公司職員。身高一百七十五公分，體重現在是五十六公斤。一九八七年五月，我因爲全身無力，百般無奈下在公司接受了檢查，但卻被告知在我胸口的地方出現有一塊陰影。

由於公司醫務室的醫生建議，我接受進一步仔細的檢查。我在六月前往了某私立大學的整形外科。在被診斷得了縱隔腫瘤後，立刻住進了醫院(圖二十八)。雖然在八月七日進行了手術，卻無法割除腫瘤。院方抽出我患部的組織來檢查是否有癌細胞的存在。在被告知是神經癌後，就辦理出院了。

圖㉘　後縱隔性腫瘤／男性・28歲

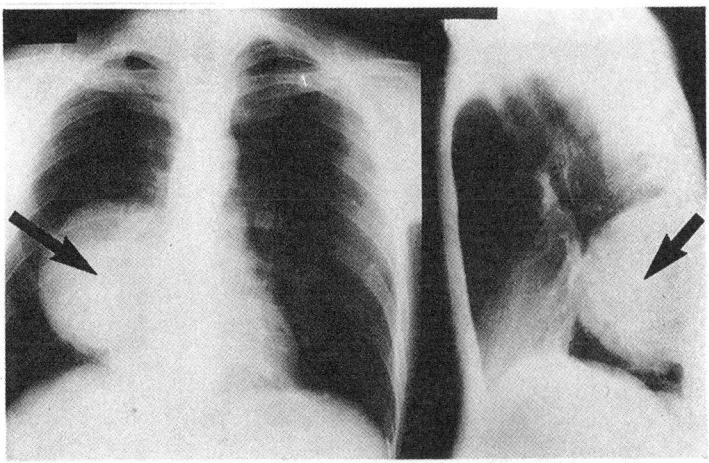

圖㉙　圖㉘經切除後製成的標本

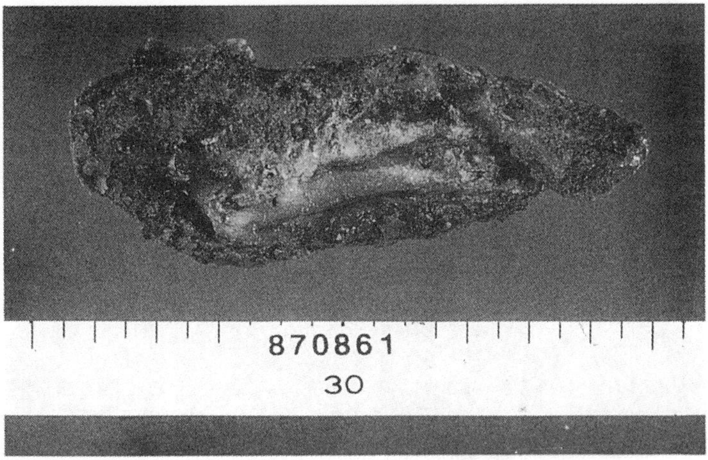

圖㉚　圖㉘腫瘤組織放大圖（後縱隔腫瘤的組織圖像。僅見／石化和腺維化的現象，而找不出惡性的跡象）。

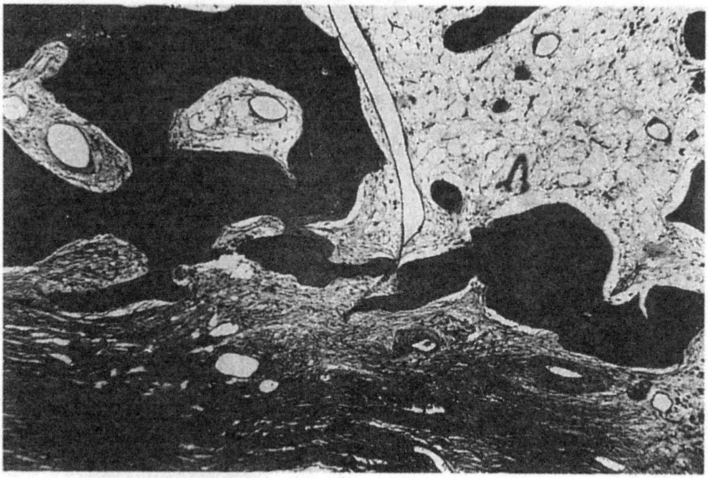

之後，我聽到全身溫熱療法可能有效的消息後，住進了東京女子醫大的第一外科，接受了四次的治療。雖然他們告訴我在接受溫熱療法後會有一段時間因爲體力的消耗而顯得疲憊不堪，但也許是因爲年輕吧！我仍舊欣然地接受了溫熱療法。

由於溫熱療法，肺部的陰影縮小不少，並逐漸石化。光是一年內就縮小了很多，因此，在一九八八年的六月，我再度接受手術，切除了位於右胸腔後方的癌組織。在石化作用下，腫瘤變得就像是石頭般地硬梆梆(圖二十九)。

被切除下來的腫瘤在經過利用顯微鏡進行的病理檢查後發現，並無惡性反應。換句話說，已經找不到癌症的跡象(圖三十）。從那之後已經過了七年，而我仍舊精力充沛地活著。

遠紅外線療法對轉移到兩肺的胸腺腫瘤也有效

以下是在魯加醫院接受遠紅外線全身溫熱療法的六十五歲男性和他妻子的手記。當胸腺瘤逐漸擴散到肺部時，這名病患於一九九二年九月五日開始接受了全身溫熱療法。

⊙本人的手記

一九九一年在K醫院被診斷出患有胸腺腫瘤，不過，他們也告訴我因爲腫瘤太接近動脈而無法進行手術。從在進醫院後就一直接受抗癌劑的治療。直到四個月後，在被告知由於白血球減少而無法再繼續進行抗癌劑治療的情況下，我出院了。

主治醫生對我說：

「希望你盡情享受你的生活。」

他們似乎也已經告訴我太太，我剩下不過三個月的時間了。

儘管我妻子懇求他們讓我使用丸山疫苗，但得到的只是冷淡的回應。

⊙妻子的手記

從那之後，我們跑遍了全東京所有的大醫院。最後，經由東京女子醫大橫山正義教授的著作，才得以接受了全身溫熱療法。

從一九九一年九月到一九九三年的二月，在魯加醫院接受了五個階段的治療。那其間，我們還曾回去被告知活不了多久的K醫院看看。

「走得很好嘛！」

當我們告訴他們有關全身溫熱療法的事時，卻被他們斥爲無稽之談。從那次以後，我們就再也不和K醫師往來，而全心貫注於中藥和溫熱療法上。

我先生爲了打退癌症積極地和病魔纏鬥。一九九三年四月因發生腸道阻塞而入院，從那個秋天出院以後到現在，就像普通人一樣地住在家裏。每天早上，將報紙從頭看到尾，按時進食三餐，也沒有任何不舒服。唯獨就是因爲他是人工肛門，必須小心排便而已。

連胰臟和脾臟都被切除的胃癌病患

以下要介紹的是一名六十二歲男性患者的手記。在擴散到食道上方的胃癌被診斷成是食道癌後，他接受了開胸手術。但卻由於手術中輸血不當引起了血清肝炎。

我在一九九一年五月被告知得了食道癌後，接受手術治療。但事實上，我患的是胃癌而非食道癌。只是胃癌已經擴散至食道上方而已。在進行開胸手術後，我的胰臟和脾臟也都被切除掉了。

「腫瘤大致上雖然已經切除，但我以爲一定會再復發。或許你去嘗試看看溫熱療法會比較好。」

在主治醫師的建議下，我接受了一個階段的全身溫熱療法。

結果，偶爾食道阻塞或又嘔吐以及長時間以來無法好好進食的症狀都一一消失了，現在也都很有精神。

從接受手術開始，這已經是第四年了。由於手術後輸血併發的C型肝炎，業已轉變成了慢性肝炎。但是，在干擾素(Interferon，有一段時間被視爲是效果極佳的抗癌劑，但事實上效果並未受到肯定。如今卻以治療病毒性肝炎的效果而備受矚目)的注射下也改善了許多。

每次一想到，如果我沒有接受這項治療的話，自己都會感到害怕。從我自己的這些經歷，我會向每一個人推薦全身溫熱療法。

手術都無效的癌症痛苦消失了

另外也有不少連手術都束手無策相當棘手的癌症，在經過遠紅外線全身溫熱療法後症狀大幅改善的病例。

六十九歲男性，右胸口感到疼痛，在被診斷是右肺門腺癌後住進了K大學醫院。從X光照片上觀察，由於已經擴散到了右心房和上大靜脈而被告知無法進行手術。同時，還併發有腫瘤性胸膜炎。

在K大學醫院接受了約兩個階段的化學治療，但卻遭判定無效。從此，這名病患便冀望在全身溫熱療法。

一九九三年十二月六日，他拿著介紹信到魯加醫院來看病。但是，由於抗癌劑副作用引起的發燒和不斷嘔吐，使得原本預定在第二天開始進行的全身溫熱療法不得不因此延後。

眞正開始治療是在初診以後的第三個星期十二月二十七日。在第一階段的治療下，食欲有所改善。右胸口的疼痛也消失了。

從那之後，又於一九九四年的三月十日到三月三十一日之間，進行了第二階段的治療。但在經過胸部X光照片和胸部CT掃瞄的檢查後，並未發現顯著的進步。不過，咳嗽和疼痛消失了，加上身體狀況在有了食欲後都在持續進步。他仍舊對第三階段的治療結果抱持著希望。

不過，由於急性腹症，這名病患又住進了K大學醫院。使得原本預定在一九九四年六月一日到八日進行的第三階段治療告吹。一直到他身體恢復後，才又在八月十三日到九月三日之間爲他進行了第三階段的治療。

在這段期間，並未聽到患者的任何抱怨，腹痛與下痢的症狀也都消失。另外，胸痛消失，也無須再爲他注射止痛劑。因此，對於第四階段的全身溫熱療法，他就更加地期盼了。

「腫瘤指標」在經過第四階段後亦趨於正常。雖有輕度貧血，但血液檢查的結果正常。

所謂「腫瘤指標」是一種可以由血液數值來預測腫瘤發展程度的物質，一種含有糖分的特殊蛋白質。最早是於一九五六年在胎兒的血清中發現的。被命名爲

ＡＦＰ。

在那之後，又發現了除了ＡＦＰ以外的各種腫瘤指標。從知道血液中的各種腫瘤指標，便可以知道最初發生的是那一種腫瘤又或者是否有擴散開來。

遠紅外線療法改善了肺癌

五十九歲男性病患患有連手術都救不了的肺癌，肺癌並已擴散到其他部位。但是，在遠紅外線的全身溫熱療法治療下都有了改善。

病患在一九九四年四月，因爲咳嗽嚴重到會引起背痛的緣故前往Ｇ大學醫院看病。在右肺癌都已擴散到左肺的情況，他開始接受化學治療和放射線治療。

放射線量爲三十雷格（ＲＧ）。在放射線治療當中，三十雷格是很一般的量，如果超過這個量便會對人體產生極大的影響。

兩個月後，由於病患腰部感到劇痛而安排他接受進一步仔細的檢查，不料卻發現癌已經轉移到了骨髓。

由於手術幫不了忙，患者在大學醫院的介紹下，於同年的九月二十二日來到了魯加醫院。經過胸部CT的檢查後發現到肺癌和無數擴散在兩肺上的腫瘤組織。

在一個月後，開始了第一階段的治療。更進一步地在經過一九九五年一月五日～二月二日的第二階段治療後，咳嗽和左側背部的疼痛都改善了。不過，右上腹部令人難以忍受的疼痛卻並未消失，只好繼續服用止痛藥。另外，仍舊沒有絲毫食欲，希望第三階段的治療會有不同的結果出現。

在第二階段結束之後，他說：

「咳嗽和背痛能夠減輕是很棒。但是，如果食欲能夠再有點進步，我想我會更有精神。至少，不用再吃止痛藥的話會更好。人嘛，就是永遠不會滿足的吧！」

三個月不到的生命被延長到一年以上

有許多被診斷只剩下兩到三個月生命的患者，在經過全身溫熱療法後延長了一～三年的時間。以下四十三歲的女性患者便是其中一人。

一九九三年六月，由於子宮出血前往K大學醫院的婦產科接受檢查。在被診斷是子宮頸癌後便接受手術，並且從七月十三日到八月二十四日期間又接受了化學治療和放射線治療。

但是，由於併發癌性腹膜炎引起腸阻塞以致無法排便的緣故而不得不插上導管以排放脹氣。另外，還接上了將胃液引體外的導管。腎臟功能也相當低落。

K大學醫院的主治醫師告訴她：

「你只剩下兩、三個月的時間了。」

她因此下定決心要去接受全身溫熱療法的治療。當時，由於電視報導，希望接受治療的人全都蜂湧到了魯加醫院，任何人都無法預測什麼時候才會輪到自己。

病患的先生描述了當時的情況。

「在個別面談之前，醫院首先會約數名到十名左右希望接受治療的患者，進行有關合同的說明會。出席說明會後令人吃驚的是，幾乎所有的患者都曾在著名的大學或者綜合醫院接受過治療，但卻都是在治療無效下被院方勸回家中以便與家人渡過最後的時光。這讓每一個人都煩惱得不得了。而就在被勸回家中，感到無所適從的同時，就被有關全身溫熱療法的電視播放和報紙報導所深深吸引住。大家都是抱著『只有它了』的想法向魯加醫院提出申請。大家都爲這樣的有志一同吃驚不已。」

一邊在大學醫院接受放射治療和化學治療，患者一邊就插著管子到魯加醫院接受全身溫熱療法。

在魯加醫院的治療如下：

一九九四年五月十三日～六月三日、第一階段。

一九九四年八月五日～八月二十六日、第二階段。

一九九四年十月二十八日～十一月十八日、第三階段。

就這樣，患者從剩下兩、三個月生命的判決中，已經渡過了兩年以上的光陰。

從這個例子看來，全身溫熱療法的效果應該是很明顯。

「我覺得我就像是被賦予了新生命」

這位五十七歲男性病患也是在被告知只剩兩、三個月生命後，因爲全身溫熱療法而得以延長生命的一人。

從大約兩個月前開始發覺自己越來越沒有食欲後，病患在一九九四年四月前往K大學醫院接受診查。發現是胰尾癌。當時已經擴散到了肝臟，手術已經發揮不了作用。

他在K大學醫院，每天服用一次作爲化學治療的抗癌劑，並接受中心靜脈榮養（IVH）的點滴注射。當時病患已經到了連唾液都無法吞下而必須由口中吐出的狀況，體重在兩個月中間也由入院時的八十公斤掉到了六十公斤。

而且，主治醫生也告訴他：「只剩下兩、三個月的時間了」。

病人因而在一九九四年六月十六日到魯加醫院接受檢查。並且從八月八日到八月二十九日期間，在魯加醫院接受第一階段的全身溫熱療法，病情因此有了驚人的改進。

在經過治療後，睡得安穩、腹部的無力感也減少了，有了食欲，氣力也增進許多。

他無限感激的說：

「我覺得我就像是被賦予了新生命。」

同年十一月十四日~十二月五日進行第二階段。在進行這一階段的治療以前，患者因病情大有進步，在九月底拔去了中心靜脈榮養（IVH）。在這之前不時會發生的腹痛和下痢也都有所改善。

而且，甚至K大學醫院的主治醫生都寄了封謝卡到魯加醫院——

「連患者本人都爲自己病情的改善感到驚訝，藉此謹獻上我衷心的感謝。」

儘管如此，在腹部CT的檢查下卻發現胰尾腫瘤和九月二十二日的時候並無不同，甚至有無數的腫瘤組織已經轉移到了肝臟部位。

第三階段的治療從一九九五年二月八日開始。雖然大腿出現浮腫，有時又呼吸困難，但腹痛卻消失了。腹部CT所示的內容沒有改變，不過，體重已恢復到七十五公斤。飲食也變得很正常。

主治醫師又再度致上謝卡——

「承蒙貴院，患者生活品質(QOL)才有了驚人的改善。」

患者本人也很期盼著第四階段的全身溫熱療法。原本被判決只有三個月的餘生如今也已經超過了八個月，而且生存的企圖是越來越旺盛了。

兩個階段的遠紅外線療法改善了胃癌和腸堵塞

另外，還有這樣的例子。六十五歲的女性病患因胃癌擴散到大腸而引發腸堵塞的反覆發生。儘管醫師判決她只剩下兩個月的生命，她卻在經過兩個階段的全身溫熱療法的第十個月後凱旋回家了。

患者在一九八八年因初期胃癌接受手術，但是，腫瘤仍在這之後轉移到S狀結腸。因而又在一九九〇年接受相關的手術。S狀結腸位在左下腹的地方，由大腸彎曲成S狀的部位而得名，係容易發生癌症的部位。

儘管在動了S狀結腸癌的手術後，患者的身體狀況仍舊不佳。並且從一九九〇年到一九九四年三月間，發生過三次腸堵塞。儘管如此，並沒有再動手術。

從住進J大學醫院後兩個月檢查的結果得知，腸堵塞是S狀結腸癌復發的原因，它叫做後腹膜腫瘤。而且她被告知只剩下兩個月的生命。毫無食欲，急速衰弱，到魯加醫院時是被抬著進去的。並就此進醫院。

患者的全身溫熱療法和病情因此而改善的情況如下。

一九九四年九月一日到十月六日完成了第一階段的治療。同時並使用丸山疫苗，和注射中心靜脈營養點滴。當第一階段治療完成的時候，兩側胸部和腹部的積水都減少了很多。

第二階段在第三個月的時候進行，每一回治療後食欲都有顯著的進步。當第二階段結束的時候，食欲更已恢復正常。同時，除了不再貧血以外，全身的身體狀況也都有了改善。

決定出院當天的模樣，和她被擔架抬進醫院的時候是截然不同。她上了美容院做頭髮，變得令人難以置信的年輕。在帶著對兩個月後第三階段治療的滿心期待下，她和先生、女兒一起坐進車內，滿心歡喜地回家去了。

大腸癌的擴散腫瘤組織完全不見了

接下來是一個六十七歲男性和因大腸癌引起的肺癌及骨癌纏鬥，並且獲得全勝的實際例子。

患者因結腸癌於一九九〇年六月四日在F醫院動了手術。一九九一年十一月十四日在得知腫瘤已轉移到肺部和骨髓的情況下，持續接受了化學治療。

在F醫院主治醫師「這種情況最好是用全身溫熱療法」的判斷下，患者帶著主治醫師的介紹信前往了魯加醫院。

在一九九二年二月十五日到三月八日期間，進行第一階段的遠紅外線全身溫熱療法之後，患者又重新回到他原來牙醫的工作上。同時，在全家人的勸告下，於一九九三年五月十七日到六月七日期間接受了第二階段的治療。這期間在國立癌症中心的檢查下，證實了轉移到骨髓的腫瘤業已在完全痊癒當中。

一九九四年六月十三日，他以充滿精神的聲音和院方電話聯絡：

「我現在在自己家中療養，順帶也可以做些工作。」

之後，在國立癌症中心的檢查下發現，轉移到骨髓的腫瘤仍舊沒有什麼異常現象。

患者從發病以來已經七年了。這其間他勇於和病魔纏鬥，在從事工作的同時，又以全身溫熱療法對癌症贏得全面的勝利。對於他這種不屈不撓的精神，我衷心感到敬佩。

如果能夠在適當時刻進行適當次數的遠紅外線全身溫熱療法的話，不單生活品質會上升，更能夠打開一條從癌症中獲救的康莊大道。而這個病例就是告訴了我們這些。

前列腺癌因爲遠紅外線療法完全消失了

七十七歲的男性患者也是和前一位介紹的患者一樣，癌症在全身溫熱療法下完全消失了的例證。

患者於一九七八年在S醫院接受了前列腺手術。診斷認定是癌症初期。

一九八六年癌症復發，接受醫院的觀察。患者從一九八九年開始出現血便和前列腺肥大的傾向，第二年因爲出現下腹疼痛而接受檢查。結果得知，是得了中等分化型的前列腺癌。同時，因爲在結腸中發現長有息肉，而於一九八七年七月進行切除息肉的手術。

帶著以上這樣的病歷，患者是在對全身溫熱療法抱予強烈的希望下，來到魯加醫院。

一九九一年七月十三日～八月三日、第一階段。

一九九二年八月六日～十月一日、第二階段。

因爲這些治療，癌症被判定是完全消失。患者目前正以公司老板的身分活躍不已呢！

我們在治療後三年的一九九四年十一月所進行的通信調查中得到他這樣的回答：

「食欲良好。身體沒有疼痛，QOL在最佳狀態。從得到癌症至今快十三年了，但我幾乎感覺不到任何異樣，還很生龍活虎地活著。」

除了全身溫熱療法外，患者還有在持續接受免疫療法中的一種—淋巴球療法和食療法等等，這種爲克服癌症而竭盡精力的戰鬥，爲他贏得了了不起的勝利。

末期胃癌在單單一個階段的治療下就有所改善

還有一個例子，是介紹克服癌症很寶貴的例子。

這是三十七歲男性病患在經過胃鏡檢查後，發現患了連手術都束手無策末期胃癌的病例。

代替胃部的摘除手術，醫院爲他在腹腔內注入了抗癌劑，治療就此完畢。

這名病患是在他公司老板的建議下來到醫院的。在手術後的兩個星期，他接受了一個階段的全身溫熱療法。由於他是從很遠的地方來醫院，在將通常每週一次的進度改爲每週兩次後，他在兩個星期內便完成了一個階段的治療。

第一次到魯加醫院的時候，他的體力已經衰弱到連到三樓病房都得攙著護士的肩膀才能爬上樓梯的程度。但是，在第一次治療後的第二天，他的情況就已經好轉到可以一個人上頂樓三次和回到一樓的會客室一次。而且，這次連扶手都不用抓就可以走到三樓的病房。

在第二次治療的隔天，他還一個人上了理髮院。第三次治療結束後的隔天，在他想和妻子一起外出的申請得到許可後，但只要一想到他所喜愛的賽馬就會不由得高興起來。在第四次治療，也就是一個階段的治療結束以後，他就回到故里去了。

在那之後，研究會還收到了患者公司老板所寄來的謝函以及爲數不小的捐款。

遭肺癌所摧殘的身體終於也有了精神

一直以來，日本人患得比較多的癌症是胃癌，可是，如今肺癌卻在急速增加之中。來勢之凶已經到了有預測指出，在二十一世紀肺癌將超過胃癌，成爲日本人癌症的第一位。肺癌的劇增，吸煙及空氣污染是很主要的原因。

即使利用X光檢查肺癌，但基於隱藏在心臟後方部分的難以診查，是很難在初期發現的。因此延誤治療，造成痛苦的是大有人在。

不過，即使是肺癌的末期病患，遠紅外線全身溫熱療法還是可以發揮效果。以下就介紹幾個像這樣的肺癌病例。

五十四歲的女性病患，在一九九三年六月因健康檢查指出在右肺腫瘤業已轉移到左肺的情況下，她的肺已經是到末期癌症的地步，她才立刻住進醫院接受化學治療。

從八月到九月中旬，她接受了三個階段的化學治療。但是，由X光照片及胸部CT檢查的結果中，卻看不出病情有什麼特別的改變，不過也沒有轉移到其他的部位，她在十月出院。

問題是她並不是因爲肺癌有好轉才出院的。在抗癌劑的副作用下，她深受食欲退減、掉髮及失眠所苦，全身充滿了倦怠的感覺，身體被摧殘地不像人樣。

「我決不再接受化學治療。」

在本人強烈的要求下停止了治療。白血球也在減少，一段時間甚至少到一千六百／m³(正常是四千～九千／m³)的程度。

當時，從電視上得知全身溫熱療法的先生就像是看到救星一般，不久就在一九九四年的五月十八日陪著妻子來到了魯加醫院。

就這樣，患者依序在一九九四年六月四日～六月二十三日和八月十九日～九月九日兩個時段內接受了第一和第二階段的治療。在十一月二十五日～十二月十六日完成第三階段治療後，整個人都變得很有精神，恢復到可以做一般家事的程度。

患者本人指出：

「沒有什麼副作用，眞是輕鬆。我的食欲大增，咳嗽和痰也都慢慢減少了。」

爲了讓生活品質恢復到最佳狀況，她決心要將病治好。

「我還想繼續第四和第五階段的治療。可能的話，我希望下一個階段的間隔時間能夠再短一點。」

因肺癌引起的背痛消失了

下一個是三十九歲女性患者因肺癌引起的背痛，在經過兩個階段治療後消失了的病例。

患者在一九九三年八月因爲右部背痛接受檢查。由於從X光照片上發現右肺上方存在著一個圓形的陰影，她在W醫院又接受了更進一步的檢查。診斷結果是第三期肺癌，因而在同一家醫院接受了兩個階段的化學治療和四十五雷格（RG）的放射線治療。四十五雷格的放射線量是相當大的。

之後，留在W醫院接受觀察。由於腫瘤指標有上升的傾向，這表示腫瘤組織可能正在向其他內部器官轉移當中。由於沒有疼痛，懷疑是轉移到了骨髓。在經過精密的檢查下發現，果不其然。

患者本人所能感到的症狀只有右背疼痛，食欲、睡眠都很正常，也沒有全身無力的現象。雖然使用了丸山疫苗及許多的民間療法，效果仍舊不彰。在東京女子醫大的介紹下終於來到了魯加醫院。

一九九四年九月二十二日～十月十九日期間，在魯加醫院接受了第一階段的遠紅外線全身溫熱療法。在治療後的第三天，背痛就消失了。即使在這之後，疼痛也都只是很輕微的程度。

從在一九九五年一月開始的第二階段的第三次治療開始，患者的背痛就消失了。一直以來服用的止痛藥也可以就此停住。

肺癌的停止惡化

腫瘤雖然沒有縮小，六十七歲女性患者的肺癌卻在第三階段的治療後趨於穩定。

在一九九三年一月二十五日被診斷出得了右肺上葉的肺癌後，患者隨即住進醫院，決定接受化學治療。但是，由於化學治療造成白血球減少和掉髮等的副作用太過強烈，因而停止了化學治療。

之後，在和東京女子醫大醫師商量的時候，因院方對全身溫熱療法的推薦，而來到了魯加醫院。

在一九九三年十月二十八日到十一月十七日間進行第一階段治療，咳嗽及咯痰情況都消失，食欲也變得很好。在第一階段之後，經過十二月六日的檢查證實了，肺部因在前一個醫院接受的放射線治療而罹患上肺腺維症。

一九九四年一月七日到一月二十七日是第二階段。二月十七日的檢查顯示，身體的大致情況良好，疼痛、咳嗽及咯痰都沒有了。經由胸部CT檢查也確實了，比起三個月前，腫瘤有在縮小當中。

三月二日到三月二十三日第三階段結束之後，食欲有進步，睡眠充足，排便也很正常。體重也增加，而且沒有副作用的作祟，生活得十分有活力。

在第三階段結束之後，患者的肺癌確定已暫時趨於穩定，現正進入觀察當中。在胸部X光及CT檢查下，雖然無法確定肺癌有在惡化，但是，也因爲無法判定腫瘤是否有在縮小，所以，只有靜待下一階段的治療。

和肺癌五年的奮戰

接下來看看六十二歲男性患者在經過五年和病魔奮戰卻不幸敗陣下來的經過。

患者從一九八九年肺癌發病以來，曾在東京女子醫大接受過四次體外循環法的全身溫熱療法。之後，一度恢復健康，並精神奕奕地從事農作。

但是，自己在一九九二年十月發現血痰及咳嗽的症狀後，又再度回到東京女子醫大接受診查。肺癌已經由右肺轉移到左肺和右邊第七根肋骨。進一步又發現腫瘤也已擴散到左腳踝的部分，在東京女子醫大的介紹下住進了魯加醫院。

一九九三年一月接受第一階段的全身溫熱療法，右胸疼痛雖然消失，二月底卻又因呼吸困難而再度入院。呼吸困難的程度非常嚴重，經胸部X光檢查發現，整個肺部業已成了無氣肺，因而再安排他進行全身溫熱療法。

由於他非常希望能在三月份接受全身溫熱療法，因而在三月二十二日～四月二十五日期間進行了第二階段的治療。結果是呼吸困難獲得改善，咳嗽和痰也都消失以後，返鄉去了。

回到家鄉後，他仍然和以前一樣從事農作。但是，不久因爲體重減輕，喀痰增加，於七月份又再回到魯加醫院。並從七月十二日開始到八月六日期間接受第三階段的治療。

之後，雖然仍是精神煥發地返回家鄉，十月二十日因爲呼吸困難又第四度入院。從十月二十五日～十一月十五日期間進行第四階段的治療。這次也是在呼吸困難、胸痛、咳嗽和喀痰等獲得改善後回返家鄉。

這名患者對自己癌症如此的擴散不但不感到害怕，反而很熱切地接受全身溫熱療法的治療，持續不斷地和病魔纏鬥。儘管他一度因被認定不適合接受治療而被迫返家，但他仍一邊從事農作，一邊接受了四個階段的治療。他的這份執著眞的是很令人佩服。

然而，在一九九四年一月他又第五度入院。儘管他冀望於第五階段的全身溫熱療法，但卻在身體過度虛弱的情況下被認定無法進行治療。他那抱著遺憾而不得不回家去的背影，我是永遠都不會忘記。

一九九四年五月，患者在家鄉過世了。他那和病魔奮戰五年的生活也都成過去。

從肺癌中站起來的活躍政治家

由於肺癌的病例很多，讓我們再談談一些關於肺癌的話題。而且，不要都是很消極的內容。像這名六十六歲的女性患者就是一個打敗癌症並且活躍於政治舞台上的例子。

患者在一九九一年六月被診斷患得肺癌後，在大學醫院住了七個月。接受有三個階段的化學治療和放射線治療。

病情好轉，患者就出院了。之後，又因身體狀況不佳，於一九九三年五月再度住進同一家醫院。癌已經轉移到骨髓，因而又接受和以前一樣的化學治療和放射線治療。

在一九九四年三月，發現胸壁上也出現有腫瘤組織。

從一九九四年六月五日到七月一日期間，她在魯加醫院接受了一個階段的遠紅外線全身溫熱療法。進一步又在十月十四日到十一月四日間進行第二階段的治療。胸部的症狀因此獲得改善，食欲也有所增加。

治療之後，患者的精神充分恢復，因而又再度活躍起來。

從只剩三個月生命的末期肺癌中順利復原

病情在只經過第一階段的全身溫熱療法後便獲得驚人改善的例子很多。只因爲咳嗽而檢查出肺癌的六十八歲男性患者便是其中之一。

一九九四年秋季開始，因爲咳嗽不止而前往醫院檢查。從胸部X光照片中發現肺部出現有陰影，因而懷疑是肺癌。在東京女子醫大呼吸器官中心接受氣管支內視鏡的檢查，結果確定是患得由左肺開始的多發性肺癌。

雖然自己感到的症狀只有咳嗽，但卻是壽命只剩三個月的末期癌症。只要自己不覺得有什麼不對，就不想接受化學治療的念頭下，他拒絕了治療三個月。最後，則是決定接受全身溫熱療法。

在第一次治療中，因爲緊張曾造成血壓數度上升。但他自己都說，睡得很好，而且在治療結束以後的兩、三天內都幾乎沒有咳嗽，人也感覺很舒服。

一個星期後的第二次治療也是和第一次一樣，隨著治療的進度，咳嗽的次數也逐漸減少。

「不單不再咳嗽，連電話裏的聲音都不一樣了。」

聽到親戚朋友這樣說，他也很高興。

而且還希望——

「如果第一階段結束了，我希望能夠儘快進行第二階段的治療。」

食欲、睡眠都恢復正常，排便也比以前來得輕鬆。

腎臟癌、肝癌和擴散到肺部的癌症病患在一個階段治療後就能夠打高爾夫球

這名患者在一九八九年接受右腎臟癌切除手術後，一直在持續注射干擾素。然

後，在一九九三年一月又在肝臟和肺部發現腫瘤，就算動手術也都沒有用。肺部腫瘤的直徑有四點七公分之多。

除了癌症外，患者還有糖尿病的宿疾，從八年前開始就一直在服藥。而且，由於容易疲勞，也經常在使用維他命B_{12}和葉酸。

根據Z大學醫院的介紹信知道，患者有在持續接受化學治療，唯獨效果不彰。但是，癌症也一度在控制下停止惡化。

患者造訪魯加醫院，還是因爲從電視上看到了全身溫熱療法。在一九九四年十月十八日到十一月八日第一階段的治療結束之後，雖然偶爾還會出現血痰，但整個人的身體狀況卻是非常地良好。

從這以後，他還是當著公司老板，過著一般人的生活。而且，由於在身體變得輕巧的感覺下，整個人也充滿了生氣。甚至還參加了高爾夫球第二階段的治療。

肝癌改善了

再介紹一個病情在第一階段後就有所改善的例子。

五十九歲男性患者由於出血，在一九九四年四月三日住進N醫院。在仔細檢查下，發現患有肝癌。而且，在一週以後又發現，腫瘤已經擴散到了肺部。並接受輸血。

在這個時候，院方只告訴他的家人，病患僅剩三個月的生命。而並未讓本人知道，因此，患者還以爲自己只是肝硬化而已。

然而在入院後不久的四月十六日，他被告知再也無法進行其他治療後出院。患者在N醫院並未接受化學治療，在家人的期盼下來到了魯加醫院。

一九九四年六月七日到六月廿八日其間進行了第一階段的遠紅外線全身溫熱療法，治療之後，腹部積水和膨脹的感覺都減少了。食欲增進，體重也稍微增加，成爲六十五點五公斤。

由於第一階段的成效良好，預定從六月九日開始第二階段。但是，基於肝功能降低，患者只好暫時先接受觀察。

下半身麻痺患者在兩個階段治療後出院

儘管甲狀腺癌擴散到骨髓，造成了下半身癱瘓。然而在經過兩個階段的全身溫熱療法後，下半身不再癱瘓，甚至出院時，是自己坐進先生開的車裏回家的人也有。

四十二歲女性患者在一九八六年三月接受了甲狀腺癌手術，癌症一時間被壓制下來。不過，一九九〇年四月由於生產後的嚴重腰痛，再度前往醫院。診斷的結果是，甲狀腺癌已擴散到了骨髓。

由於擴散的腫瘤組織是屬於多發性骨癌，擴散範圍遍及頸椎、胸椎、腰椎、右肋骨及頭骨各處。不久，也因此變得無法自由行動。

一九九〇年五月，她接受了頸椎和胸椎手術。結果是癌症症狀得以恢復，並且也能夠自己走動。然而，一九九二年三月胸椎的癌症再度復發，連手術也發生不了什麼作用。

接下來在九月間，由於腫瘤性的胸膜炎，她被告知只剩下三個月的時間。當時，她的下半身又陷於癱瘓。

住院主治醫師告訴她：

「已經沒有辦法治療了，出院去和孩子一起過吧！」

在東京女子醫大的介紹下，她來到魯加醫院。當時的她開門見山地說：「放射線、抗癌劑、丸山疫苗我都試過了，可是都沒有效。所以我想試試全身溫熱療法。」

從一九九三年五月廿七日至六月十七日和從六月廿三日至七月十四日期間，連續進行了兩個階段的全身溫熱療法。

在這兩個階段的治療結束以前，患者就已經在對出院後的生活種種感到擔心。但不久之後，她自己親身感受到了治療的效果。有時洗洗頭髮，有時就和先生一起上陳列室，在帶著能夠重返家庭生活的希望，忙著爲回家做準備。

在第二階段結束後的一個星期，先生開車來接她。而她坐在先生旁邊揮著手離去的身影，深深地印在我的腦海中。

即使老年人都無須對遠紅外線療法擔心

老年人的情況中，常有人是因爲缺少能夠承受手術的體力，而無法接受胸部或者腹部切開的手術。但是，只要稍具體力，即使老年人都可以接受全身溫熱療法。

而就算是三十、四十歲上下的病患，如果因爲癌症而變得極端衰弱的話，反倒是無法接受全身溫熱療法。另外，肝功能惡化、呼吸功能衰退之類的患者，某些情況下也是不適合使用全身溫熱療法的。只要體力不要太衰弱，身體功能沒有惡化，就算老年人也都可以利用全身溫熱療法。

這名七十八歲的男性患者就是其中之一。由於腦溢血復發，從一九九〇年十月開始就住進醫院。當時，因爲食欲、全身無力、胃部不適，一九九二年五月十六日經胃鏡檢查後發現是胃癌。但並未進行手術。

在他本人的希望下，於一九九二年七月一日到七月二十二日期間進行了第一階段的全身溫熱療法。一九九三年一月二十五日開始，只進行了兩次，亦即半個階段的治療。

經過全身溫熱療法之後，胃不舒服的症狀幾乎沒有了，食欲也獲得改善。不久便出院。從那之後，他就住在自己的家裏。由於在半夜精神狀態有異，加上半身痲痺，在一九九三年六月二十五日住進老人醫院。

從老人醫院得到通知：

「檢查結果並未發現胃癌。」

從發病後快要三年了，但聽說患者精神很好，食欲也很旺盛。

根據一九九四年十一月的調查得知他：

「食欲大增，疼痛也沒有了。生活的品質極佳。」讓我們了解到他在治療以後的狀況是很順利的。

從肺癌到自己走去賞花

八十歲男性病患在右肺腫瘤轉移到右胸膜後，在大學醫院的呼吸外科接受手術。由於無法切除腫瘤組織，在接受全身溫熱療法的建議下住進魯加醫院。

到醫院的時候，他不斷地說著，右胸口很痛。

從一九九三年七月二十六日到八月十九日進行第一階段的治療，右胸的疼痛減輕，也開始有了食欲。

之後，從十月六日到十月二十七日進行第二階段。

十二月九日到一九九四年一月十日進行第三階段。

二月二十四日到三月十八日再繼續第四階段的治療。

從第四階段的全身溫熱療法之後，患者已充分恢復精神，並且還步行去賞花。之後，還接受電視的採訪。

惡性淋巴腫瘤轉移到肺部後的驚人改善

接下來要介紹的是，惡性腫瘤在全身溫熱療法下逐漸獲得改善的例子。

患者是四十二歲的男性。在一九九二年五月二十二日因附近醫院的介紹來到魯加醫院。在這之前的兩年間，由於惡性淋巴腫瘤轉移到骨髓，一直在A醫院和國立癌症中心接受化學治療。

但是，化學治療的結果並不盡理想，癌症也已擴散到腹腿溝和骨盤的部分。根據他在魯加醫院所做的第一次檢查，發現白血球和血小板都銳減許多。全身溫熱療法因此沒有辦法進行。

因此，在繼續治療的一個月後，白血球數目等出現改善的一九九二年八月十九日到十月二十九日期間，方才進行了第一階段的治療。

在第一階段結束的時候，一直以來的右大腿痛，背痛和身體微熱的情況都消失了。

在一九九三年二月得知腫瘤已轉移到肺部後，患者了解到，化學治療已經到了極限。對全身溫熱療法抱著希望而再次來到魯加醫院。並且從十一月十一日開始到十二月二日間進行第二階段的治療。

在魯加醫院接受的全身溫熱療法效果顯著，患者的家人也都感到非常的高興。

從一九九四年一月二十四日開始到二月十七日中間進行了第三階段的治療。進一步又在二月二十四日～三月七日期間進行第四階段的治療。

但是，半年多以後，當患者家人來到醫院的時候，從他們的口中聽說到患者嚴重衰弱，而且連自己一個人走路都有困難。在那個時候，全身溫熱療法也是無能爲力了。

拒絕了手術，卻因爲遠紅外線療法而得以環遊世界

下面介紹的是一個拒絕動手術而接受全身溫熱療法患者的例子。

五十六歲男性患者在一九九一年因被發現有大腸息肉而接受手術治療。但事實

上，並非大腸息肉而是大腸癌。

這個腫瘤在一九九三年六月又被診斷出已經向肝臟擴散，雖然院方勸他動手術，他卻拒絕了。不時煎煮臺灣的下山虎服用，或者利用碘療法和中藥等方法在治療。

一九九四年十一月十九日到十二月十日期間，他接受了第一階段的遠紅外線全身溫熱療法。結果是右腹部的不快感沒有了，站起時頭會暈眩的情況也消失了，而且也不再發燒了。只是，在食欲方面還不是很有改變。

本來預定從一九九五年二月二十五日開始第二階段的治療，其間，患者卻跑到臺灣出差去了。

從乳癌中站起來

造成乳癌的危險因子之一是，因高脂肪食物而形成的肥胖。也許是因爲飲食生活的歐美化，亦即動物性脂肪的攝取量大增的緣故吧！乳癌患者也在增加之中。因此，接下來就介紹幾個關於乳癌的病例。

五十歲的女性患者每年都接受乳癌檢查，但還是在一九九二年五月九日被診斷出患了乳癌。她在縣立癌症中心動了手術。之後，服用抗癌劑和荷爾蒙劑約一年左右。手術後每天接受多達二十五次之多的放射線法治療。

然而，在一九九四年三月因爲在意腰痛而接受檢查，不料卻發現出癌組織已經擴散到了骨盤。從那以後，她仰賴各式各樣的民間療法來治病，另外，也仍繼續她兼職的工作。

患者開始在魯加醫院接受全身溫熱療法是從一九九四年的年底。在十二月二十一日到一九九五年一月十一日期間，接受第一階段的治療。

關於第一階段治療的結果，患者做了以下的手記：

「有食欲，腰也不痛了。是繼續做兼職的工作好呢？或者是辭掉好呢？我正猶豫著。雖然因爲是結婚禮堂的工作而經常忙碌，無論如何我卻還是想做下去。治療以後，疼痛就像是被忘記似地遠離了。我很高興。我仍然對動手術好呢？還是維持現狀好呢而懷有疑問。在手術以後，雖然接受了化學治療、放射線治療，卻還是在兩年不到的時間內又發生擴散。和癌症相處的時間很長了，但我仍希望自己能秉持堅強的意念繼續努力下去。」

乳房手術的反效果

四十六歲女性患者在一九九三年一月感覺到右乳房內有硬塊，經診斷是乳癌後，就決定在五月份接受手術治療。雖然她希望接受的是將右乳房整個摘除的全摘手術，但在醫師保留乳房手術的建議下，也就聽從了醫師的指示。

從前，乳癌手術幾乎都是全摘手術，但近來儘可能選擇保留住乳房的手術也越來越多。不只是乳癌，即使是其他的癌症手術，亦傾向於選擇能夠保留器官功能的方法，而非全然摘除。

因此，連醫師也都會向病人建議保留乳房的手術，不料結果竟是反其道而行。而且，還已經擴散到了頸椎、胸椎和腰椎等部位。另外，也擴散到了肝臟和子宮。一九九三年九月除了進行子宮頸癌的雷射手術，爲了治療肝癌，也接受肝動脈注射療法。一九九四年十二月接受頸椎手術的治療。

由於腫瘤組織意想不到地擴散，讓患者對最初進行的手術逐漸感到懷疑。在接受手術的醫院中，由於腰痛，早晚都在服用止痛藥。另外，因爲癌症仍在惡化當中，醫院勸告她也接受放射線治療和化學治療。

然而，她接受的是全身溫熱療法。從一九九五年一月八日到一月二十九日的第一階段治療後，患者的腰痛稍稍減輕。血液中的腫瘤指標也減少了一點。

在自己家中服用中藥十全大補湯和靈芝的同時，她也期待著第二階段的遠紅外線全身溫熱療法。

右乳癌和轉移到肝臟的癌症都改善了

四十七歲女性患者因右乳癌而止於一九八九年十一月接受手術治療。一九九三年三月腫瘤組織擴散到肋骨和腰椎。十二月發現也擴散到了肝臟。

因而在魯加醫院，接受了如下的遠紅外線全身溫熱療法。

一九九四年一月五日～一月二十六日、第一階段。

一九九四年二月二日～二月二十三日、第二階段。

在第二階段治療以後，或許是精神恢復到令人吃驚的程度吧！患者以爲自己已經痊癒而停止了治療。但是，就在不久之後，由於腫瘤指標上升，才又於一九九四年十二月二十一日到一九九五年一月四日期間進入第三階段的治療。

而就在第三階段的時候，自己已經感覺不到有什麼症狀。體重也增加了，從左肋骨的X光照片，連外行人都可以一眼看出患者的病情是很明確地好轉。

乳癌的趨於穩定

六十三歲女性患者在最初被診斷出乳癌而進行手術，是在一九六八年的事了。當時，她曾接受過放射線治療達十回以上。

在十四年後的一九八二年，右乳又再度出現腫瘤。接受放射線治療一個月之久，一九八四年在東京女子醫大接受了四次的體外循環全身溫熱療法。

一九九〇年七月，轉赴會津若松醫院進行胸部CT的檢查，結果發現除了左肺以外，乳癌也已擴散到了左胸壁和胸骨。患者在這家醫院接受十次的局部溫熱療法和放射線治療。

在這之後，她更進一步從一九九〇年十月開始在東京女子醫大接受六個月的抗癌劑治療。從這個時候的CT中看不出有什麼異常。

另外，原本是計畫在魯加醫院接受全身溫熱療法，但卻在第一階段途中因外傷而去中斷。最後是在一九九一年五月二日到七月十日中間才完成的。在這之後，患者精神恢復，又重新回到了一般的家庭生活當中。

也許是因爲症狀在第一階段治療後顯著改善的緣故，患者竟然就此遠離了醫院。由於怠忽治療，兩年後擴散到胸部的腫瘤因而惡化。

一九九三年十月八日～十月二十八日、第二階段。

一九九四年七月四日～七月二十五日、第三階段。

由於這些治療，患者已經感覺不到任何的症狀。經過長達十二年的治療，患者復發的乳癌和擴散開來的腫瘤可以獲得穩定的狀態，也是很教人吃驚的。

因尿膜管癌接受遠紅外線全身溫熱療法的內科醫生

四十三歲男性患者因血尿症狀前往醫院，從膀胱鏡檢查後的結果診斷出，他是得了尿膜管癌。

所謂尿膜管，是依附在膀胱上的組織。但是，在人類等哺乳類身上已然退化。

因此，單是在尿膜管內會發生癌症的事情本身就相當地罕見。即使在日本，患者的這種病例也是屈指可數的。

患者在一九九三年三月三日接受切除一半膀胱的手術。之後，在四個階段的化學治療下，腫瘤指標曾一度趨於正常。但是，腫瘤指標的數值在七月間又再度上揚。八月證實已經擴散到了左肺。

由於患者本人是內科醫生，對自己的病情是相當地了解。他判斷化學治療對他是不會有效果，因而試遍了諸如食療法、氣功等所有的方法，但所得到的只是病情的繼續惡化。

他從報紙上知道全身溫熱療法的存在。在一九九四年十月十一日來到魯加醫院。當時，他有排尿時疼痛和血尿的症狀，在經過腹部超音波和CT的診斷後，確定是膀胱癌和右水腎症。

在一九九四年十一月十一日到十二月一日期間進行第一階段的治療。病情得到了以下的進步。

在第一次結束以後，腰痛不再，排尿時的疼痛也在兩到三天之間完全地消失。

第二次結束以後，腹脹的感覺消失，也不再需要使浣腸通便。食欲恢復正常，排尿時也幾乎感覺不到疼痛。

第三次結束以後，腰痛幾乎完全消失，排尿也幾乎不再感到疼痛。另外，通便情況轉好，糞便大小也比較正常。

第四次結束以後，因爲在年末參加高爾夫球比賽而造成血尿的復發。在CT及X光的檢查下，並未發現膀胱腫瘤的大小有所改變。

一九九五年二月，我們收到了患者對第二階段的全身溫熱療法滿是期待的來信。

第四章

爲癌症患者幸福著想的治療方法

癌症治療應該依患者的選擇來進行

我們開始使用遠紅外線全身溫熱療法至今已經有四年多了。這其間，一共經歷過一百六十人的九百回治療。

對接受治療的患者，我們會給予個別面談。聽聽每個人談論他們自己與病魔辛苦奮戰的體驗三十分鐘到一個小時。

幾乎所有的患者，都曾在大醫院中經歷過手術、放射線和化學治療，又或者是免疫療法、食療法及民間療法。大家抱著絕對不能被癌症打敗的堅強鬥志一再地努力。我們也的確碰過許多像這樣的患者。

另外，每每在接觸到患者家人對患者無怨無尤的照顧與奉獻時，就不禁令人熱淚盈眶、感動不已。

目前的醫學和醫療對於癌症的治療都還未發現出最完善的方法。基於這項事實，因而有許多患者是在受到醫師謙沖的對待和鼓勵才恢復自信，並且全心全意和醫師配合來面對癌症的治療。

但在另一方面，由於醫療方面的原地踏步，我們深爲許多患者仍陷於痛苦之中感到難過。

就像在第三章所看到的那位接受癌症治療的內科醫生，當他自己以患者身分希望接受全身溫熱療法的時候，方才了解了一個事實。

「截至目前爲止，我自己都是以化學治療爲主要的治療方式。可是，當我自己得到癌症的時候，我的想法就不一樣了。爲了患者的幸福，還是不應該只侷限於化學治療。應該依患者自己的選擇來使用其他的治療方法才是。」

他並且接受了一個階段的全身溫熱療法。

這名內科醫師又說：

「到現在爲止，只要人家說是好的方法，我全都試過。在第一階段結束的時候，我的疼痛消失，出現活力，甚至可以參加高爾夫球比賽。我從來沒有這麼高興過。接下來我還要再繼續第二階段的治療。」

以下是我自己關於治療癌症的一些個人看法。

(1)有關化學治療的併用

在進行手術前後的一定期間內，爲了防止擴散的增大，有使用抗癌劑的必要。

只是，對於全身的症狀必須相當仔細地觀察。

「在目前這個時候，除了使用抗癌劑外也別無他法。因此，只好繼續使用化學治療。」

如果眞是這樣的話，也難怪會被人批評說是，把病人當成像土撥鼠一樣。在進行過化學治療以後，隔上兩週左右再開始遠紅外線全身溫熱療法才恰當。

(2)最理想的是在沒有動過手術的情況下進行全身溫熱療法

如果可以動手術的話，就在初期進行。然後，再於手術之後儘速開始全身溫熱療法。不過，在不久的將來，在沒有動手術的情況下便採用全身溫熱療法的事情，可能也不會只是夢想。

(3)關於和放射線治療的配合

適合放射線治療範圍內的癌症，只要線量、時間及次數等等可以確定的話，配合全身溫熱療法來治療，可以讓人期待有更進一步的效果。只是，對於放射線治療的副作用，一定要十分地注意。

(4)和免疫療法的配合

從丸山疫苗開始到淋巴球療法、靈芝、鍺、普羅波黎斯療法等等中藥和新穎的免疫療法都爭相在顯露頭角。每一種都是可以提高免疫力，可望對癌細胞產生間接效果的處方。取捨之間，只要是適合自己體質的就應該沒有問題。

(5)和食療法的配合

僅只依據向來營養學的食療法，對於癌症治療是否有正面的效果，仍然有相當議論的空間。仔細研究由癌症專家所推薦的飲食，並且切實遵循的話，或許對克服癌症會有很大的幫助。

關於食療法，將在第五章介紹。

肺癌治療可以達到最高的存活率

希望參加遠紅外線全身溫熱療法而來到醫院的患者，絕大多數都是癌症末期的病患。而且都已經是求救無門，其中被告知只剩下兩、三個月時間的患者也是大有人在。

因此，我們不能以一般疾病的尺度來衡量它的治療效果。舉例來說，如果只是延長半年而已，都可以判定治療效果是很好的了。

更何況還有人是因爲遠紅外線全身溫熱療法延長了一到兩年的壽命，甚至進而打敗癌症重新回到社會中去的。我認爲對癌症末期病患而言，全身溫熱療法是一個畫時代、又具有希望的方法。

因此，讓我們來看看已經在學會上發表過的四十名癌症末期病患的治療效果。患者的年齡是由二十~七十八歲。其中男性二十三人，女性十七人。癌症種類依最先發生的部位來分類，並對它們的治療效果加以判定。

在四十名癌症末期病患當中，在學會於一九九三年六月舉行發表時候仍然活著的有十二人，存活率是爲百分之三十。從最先發生腫瘤的部位來看，肺癌有三人，縱隔腫瘤有兩人，胃癌兩人，大腸癌一人，乳癌一人，惡性淋巴腫瘤一人，前列腺癌一人及子宮癌一人。如果將縱隔腫瘤算入肺癌之中，那麼，肺癌的生存人數就有五人，是存活率最高的。

另外，從觀察沒有治療效果的九名患者可以發現到，大多數的人都是治療開始的很晚、或者中途停止治療的。以上四十個病例的結果，可以從統計表上看得更清楚(圖三十一)。

圖㉛　學會發表依原發器官別分類的四十個癌症治療效果統計圖

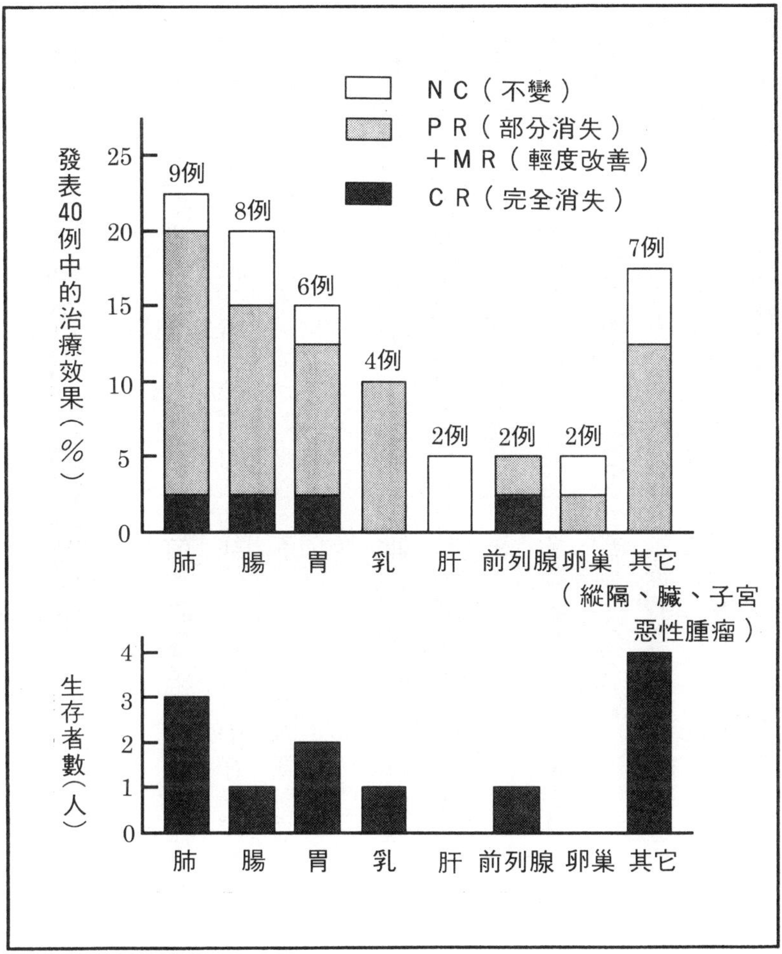

圖表說明
可以看出完全消失的有10%，在經過二年後的今天，40個病例中也仍有12人活著。

爲什麼抗癌劑會對肝臟造成傷害

從前面讀到這裏，相信大家應該都知道，癌症是可能發生在身體任何一個部位的。如果以爲單是治療找得到腫瘤所在的部位，就可以治好癌症的話，可是會大失所望。這是因爲病根尚未被清除的緣故。不久之後，因爲癌症擴散而造成復發的情形是屢見不鮮。

利用抗癌劑的化學治療，也只是暫時地出現療效而已。但是，一旦擴散情況被確認以後，化學治療就毫無用處可言，有時候甚至會造成傷害。這是因爲抗癌劑的副作用會造成身體免疫力衰退的緣故。

理當是治療癌症的抗癌劑，爲什麼竟會對身體造成傷害呢？原因就在於，抗癌劑的性質讓它不只是攻擊癌細胞，連正常細胞也不會放過。

抗癌劑的開發，根本上是由一種叫做氮養的毒素開始的。這種毒素會阻撓細胞DNA的合成。DNA是傳遞遺傳訊息很重要的物質，當細胞分裂增殖的時候，就需要搜集在DNA內的「設計圖」。

反推回去，當癌細胞並未進行分裂的時候，又或者分裂得很緩慢的話，這種毒素自然就發揮不了什麼作用。唯有在癌細胞一直在增殖的時候，抗癌劑才會有效用可言。

抗癌劑中就是有這種防害細胞分裂的動作。問題是細胞分裂既會發生在癌細胞上，也會發生在正常細胞上。因此，即使對正常細胞，抗癌劑也會阻撓它的分裂，以致於可能對身體造成傷害。

特別是像肝臟這種再生力強，細胞分裂旺盛的器官，尤其會受到抗癌劑更大的傷害。服用抗癌劑患者的肝臟之所以會被破壞，原因也就在此。另外，像毛髮脫落，食欲大減，骨髓功能衰退等等，也都是很理所當然會發生的現象。

最近，鏑和它的誘導體經常被當作抗癌劑使用。這種抗癌劑明顯地具有腎毒性。因爲使用鏑而造成尿量減少，以致不得不接受透析治療的患者也在增加之中。

就算第一次使用鏑時沒有副作用，往往在第二次的時候，腎臟就會出現問題。依病患的不同，有的人可能在過一陣子後就沒事；但是，也有很多病例是留下終生遺憾的。

因爲使用某種抗癌劑而致命的例子，我至今仍記憶猶新。對於這一類的抗癌劑，千萬不要忘記，基本上它們都是有很強烈副作用的。

效法患者與癌症抗爭的姿態

經由對遠紅外線全身溫熱療法懷抱希望患者的身上，我們看到了許多。

第一個就是，和癌症抗爭的姿態。

這名在不知道自己患得癌症以前，一切都聽從醫師指示治病的女性患者，在一個偶然情況下發現自己得病的眞相後，反而拒絕了所有的化學治療和入院治療。連對自己說謊的先生也不理會，在獨力遊走於免疫療法、自然療法或者食療法的最後，才終於找到了全身溫熱療法。

如今，這名女性患者已完成了兩個階段的遠紅外線全身溫熱療法，過著和健康的人一樣的生活。

學習患者所實踐的自然療法

第二就是所謂的自然療法。

遵循向來一般治療癌症的方法，接受檢查及治療的患者當中，有越來越多人開始拒絕接受手術及化學治療，轉而向近來在美國蔚爲風氣的「非侵襲性療法」求助。「非侵襲性療法」中包括有溫熱療法、免疫療法、中藥、食療法、瑜伽及氣功等方法。選擇這些療法，但不仰賴醫生，而是「自己才是主治醫師」觀念下實踐的就是自然療法。

自然療法的根本是，設計出一套和癌症共存並奮鬥的生活規律，當作是每天的日課一樣。從身體的移動到排便的習慣，一切在生病以前錯誤的生活方式都得改變，並學習正確的生活習慣。

有關自然療法的著作中，在最近是有兩本書讓我感到特別的佩服。以下就稍加介紹。

在『阻撓百分之九十九癌症不死的方法』(小林常雄著、同文書院)中，提到了以下的資訊。

在美國，有一個叫做荷利斯迪克醫學協會的團體，據說有超過六千名以上的醫師參加。這個團體所遵循的並非西方醫學中合理主義式的醫療，而是一個同時參考東方醫學的研究團體。

所謂的荷利斯迪克醫療就是「所有全部」的意思，它並不認爲某種疾病就是某個特定器官的疾病，而是以疾病就是「包含身心在內的全身性異常表現」的態度來面對以進行醫療的。設立了癌症、慢性肝炎及肝硬化等以喚醒自然治癒力爲中心的治療體系，而且都有顯著的成果。

荷利斯迪克醫療可以分成以下的三個項目，作爲提高自然治癒力的治療。

①靠自己努力的治療

●改善生活（飲食、運動等等）、心理建設。

②提高自然治癒力的治療

●中藥、維他命、免疫療法、清新療法（提高免疫力）。

③抑止癌症的治療

●溫熱療法。其他（放射線治療、手術等等）。

《自己醫好癌症的自然療法》一書的作者，是醫院的放射線技師。在讀過因爲多器官癌症末期而被告知生命只剩下六個月的五十五歲患者，對自然療法長達七年的研究過程後，不僅令人感到佩服，更了解到，如果在患者不知道自己得了癌症的情況下，自然療法也是發揮不了效用的。

儘管自己是綜合醫院放射線科的技師長，在面對日本今天的醫療狀況下，他還是在一開始就拒絕了化學治療。從出院的那一刻開始便向著自然療法出發。將主治醫師充滿哀情的面容拋在腦後，作者展開了他和癌症嶄新的戰鬥。

從在偶然下得知的奶粉療法爲開始的自然食品療法到蛋白質療法、淋巴球療法、新淋巴球療法、丸山疫苗、蓮見疫苗、琵琶葉及溫壓療法，這每一種療法，他都是親臨治療現場去看過，去理解過。並且以自己的意思來接受治療。

另外還有極度嚴格的日課、食療法、運動和在家人協助下的按摩等等。在堅強的自制力與信念下，持續了七年的自然療法。在同病房中病患一個個倒下去的同時，他與癌症的共生共存眞是令人驚訝。

從拒絕到開始接受

在希望接受全身溫熱療法而來醫院拜訪的患者當中，有很多是因爲拒絕醫院的治療方針，但結果卻撿回性命的例子。

「你的癌症已經沒有希望了。」

得到這種答案的患者，如果決定要接受遠紅外線全身溫熱療法而去徵詢主治醫師意見的時候，有些主治醫師竟然還會告訴他：

「那麼，我們再從抗癌劑開始吧！」

另外，除了手術、放射線、化學治療等所謂的「侵襲性治療法」，以外一律都認定是民間偏方或者非科學性治療的主治醫師也是大有人在。

我們在四年前開始全身溫熱療法的時候，在大學醫院、國立醫院中，幾乎沒有主治醫師爲我們簽署同意書。一直到最近，積極贊同我們的主治醫師才有在增加。

接近自然療法的遠紅外線全身溫熱療法，只有儘早受到一般社會大衆的肯定，納入治療癌症應有的行列中，並且獲得健康保險醫療的承認，才能夠成爲癌症所苦患者莫大的支柱。

癌症的自然痊癒

歷史上有許多人都曾經與癌症的自然痊癒接觸過。世界上最早搜集自然痊癒病例的是，艾巴松及裔爾這兩個人。在被視為自然痊癒而發表的病例當中，不乏像腺癌、肉腫等較為棘手的癌症。

大阪大學的森武貞教授，在十五年前發表過一個這樣的調查結果。這項調查是針對在大學醫院接受手術，或者無法進行手術和開了刀卻因為病情嚴重而又就此縫上的患者，在這之後十年內的變化。

在第一次發表中，自然治癒的比例是一千人中一人，在第二次發表的時候，自然治癒的比例則是每三～五百人中一人。

另外，他也發表了癌症的自然治療和高燒似乎是有所關連的研究報告。如果眞是這樣的話，全身溫熱療法就可以說是有助於自然治癒癌症的一種方法。

美國的寘羅利教授在對癌症消失的四百五十個病例進行詳細調查的時候發現，其中有一百五十個病例是曾經罹患上發生高熱的疾病。

此外，德國的休特先生在搜集研究過一百個小兒惡性淋巴腫自然消失的病例時亦發現，其中有三分之一的患者曾得到過會發生高燒的疾病。

學習飲食上的改善

經由患者所得到的第三點啓示，就是每日的飲食。

●將白米改換成糙米，仔細咀嚼過後再吞下。

●避免動物性蛋白質且脂肪又多的魚、肉，每週食用一次雞肉。

●使用黑砂糖來代替白砂糖。

●多喝奶粉而非牛奶。

有許多患者毅然決然地在飲食上加以改善。

飲食生活的改善，與其說是癌症病情的改善，不如說是和與癌症共存來的有關。冀望於遠紅外線全身溫熱療法的患者，應該眞心誠意地接受這些過來人的經驗與建議。

關於免疫療法

經由患者所想到的第四點是免疫療法。

免疫的結構是既複雜又多樣。如果要詳加說明的話，恐怕要花上幾十頁的篇幅。因此，單就要點說明。如果覺得太過深奧難解的人，就請大約地略讀過去。

當異物，譬如說病毒、細菌等一旦侵入人體時，人體內就會產生一種攻擊、並遏止異物增殖進而排除它的活動。這就是免疫功能。

提高這種免疫力，亦即自然治癒力，來治癒癌症的就是免疫療法。癌細胞雖然是由自己體內所長出的細胞，但是基於它不正常的增殖，對人體而言就等於是外來的異物。

免疫療法曾經是繼手術、化學治療及放射線治療之後，第四個深受企盼的癌症療法。但是，很可惜地這個期盼就要讓大家失望了。

擁有免疫力的細胞是血液中的淋巴球，在淋巴球當中由T細胞及B細胞擔負起免疫的任務。T細胞當中包括有，破壞異物的殺手T細胞、提高殺手T細胞免疫力的助手T細胞以及反過來當殺手T細胞行動太過激烈時，幫忙踩刹車的壓制者T細胞等等。

免疫療法就是利用強化各種T細胞的動員力及促進抗體和異物纏鬥的活動，以企圖攻擊癌細胞的方法。

除了這個以外，也有利用人體免疫機構來對抗癌細胞的免疫療法。和免疫機構有關的細胞有，巨噬殺手T細胞和天然殺手T細胞，這些又被稱之爲抗腫瘤效用細胞。

運用在提高這些免疫力的免疫療法中的治療劑叫做免疫賦活劑。免疫賦活劑中經常用到BCG、NICWS等藥物。但是，臨床上對於治療癌症並沒有很明確的效果。

最近，京都大學基於一種叫做新免疫療法的嶄新考量，研究出一套治療方法，目前正在實驗階段。我們期待在不久的將來，這套方法將以癌症的免疫療法登場。

到目前爲止，判定癌症治療效果的基準，都只是將重點放在腫瘤的縮小上。但是，在判定遠紅外線全身溫熱療法及免疫療法等「非侵襲性癌症療法」的治療效果時，如果根據化學治療這向來「腫瘤的縮小」的判定爲基準的話，到底是否恰當，又或者它眞正可以算是一個合理的基準嗎？可能就有待商榷了。

這是因爲，在判定癌症治療效果的時候，唯有以延長生命的效果和QOL（生活品質）爲中心的判定基準才是重要，而且必須的。

患者實踐中的免疫療法

截至目前所說明的免疫療法，都是受到學會認可的免疫療法。在這以外，還有許多是既不能動手術也無法接受化學治療和放射線治療患者正在嘗試，但未經公認的免疫療法。讓我們針對這些免疫療法做一個簡單的說明。

◆丸山疫苗

醫科大學已故的丸山千里教授，從結核患者較少罹患癌症中得到啓示，利用失去活力的結核菌所製作出來的疫苗。雖然它並未被認定是治療癌症的藥物，還是准許生產的。

隔天或者每週一～三次，皮下注射A、B兩注射液。或者也有單獨注射A液或B液的。遵循日本醫科大學附屬醫院疫苗研究中心的指示來治療。

雖然它的效果不是很明確，但就算說它多少有些延長生命的效果應該也是不過份。從全國各地，有許多患者正蜂湧前來。

◆蓮見疫苗

是由蓮見喜一郎博士所開發出來的藥物。基於癌症是由病毒所引起的學說，皮下注射由患者尿液所製作出來的疫苗。另外，也曾嚴格指導過食物療法。

被認定多少具有些延長生命的效果，在東京阿佐谷的珠光會診療所，經常聚有許多由全國各地前來的患者。

◆淋巴球療法

從十八～二十五歲的年輕人身上抽出一百CC的血液。再由這血液中淬取出特定的淋巴球，經過培養，並與其他補充液的混合後，再次點滴注入患者的體內。藉此，企圖能夠增強患者的免疫力。這項療法中有各種不同的方式，效果可待。目前，並未列入健保適用範圍內。

◆新免疫療法

由京都大學放射線生物研究中心的內田溫士教授所開發出來的療法。檢驗顯示迎擊癌症的淋巴球能力的ATK活性度，在欠缺活性的情況下，以癌細胞刺激或者培養出最恰當的活性物質後再下藥的方法。

由於這個方法是全世界首次由內田教授所發明的，將可以使向來的免疫療法向前跨步而深受矚目。

◆其他的免疫療法

①OK432

ＰＳＫ經口抗癌劑，適用於健保。臨床上亦已使用ＢＣＧ的ＣＷＳ，可達到一定的效果。

②碘療法（ＭＭＫ）

從甲狀腺機能亢進症患者身上較少發現癌症的事實開始嘗試的治療，報告指出有一定的效果。

③普羅波黎斯療法

由巴西產的蜂巢抽出液所製造的萬能丹。在巴西，因對各種疾病都有效用而倍受人們的喜愛。在日本，則是被廣爲使用作癌症的特效藥，據說有相當程度以上的效果。

④鍺療法

⑤靈芝

⑥甲殼質、蟹殼

⑦其他

奶粉療法、胡蘿蔔、青汁療法、琵琶葉、米醋、臭氧等似乎都在被廣泛運用當中。

⑧中藥

由於中藥處方基本上和西藥處方的方法是不一樣，可以的話，應儘可能的依據中醫師所開的藥方來服藥。

這裏列舉出三種效用頗佳而在近來受到推薦的中藥。每一種都是健保適用的精華藥劑。

●「十全大補湯」

●「補中益氣湯」

●「六君子湯」

「十全大補湯」是對癌症病後出現的體力衰落、疲勞倦怠及食欲不振等發揮效用的中藥。「補中益氣湯」也是有助於增強病後體力的藥方，由於可以彌補消化功能的衰退，經常被推薦給在做過胃癌切除手術後的患者。

「六君子湯」是用在調節胃腸功能，對食欲不振、貧血和疲勞倦怠有效。

另外，還有因應癌症部位及癌症進展程度之不同而使用的中藥。

家庭用的光線療法器具對癌症有效

藉著患者所得到的第六點就是，遠紅外線光線療法。雖然全身溫熱療法也是使用遠紅外線，但這裏所要談到的是，光線療法。

遠紅外線可以深入體內，藉著它的溫熱效果來減輕疼痛，削弱腫瘤的活動和去除周圍組織的浮腫。

使用家庭用的光線療法器具，在短短二十分鐘的照射下就可能得到難以想像的治療效果。是可以用來做爲補助全身溫熱療法的方法。

自行開發實驗全身加溫器的癌症患者

有人在深受抗癌劑副作用所苦的同時，卻仍和癌症持續戰鬥，最後甚至爲開發遠紅外線全身加溫器而自願接受活體實驗的。他就是至今仍朝氣勃勃活躍於沼津市的井口富士男共生。以下是井口先生的一部分手記。

我是在昭和五十六(一九八一)年發病的癌症病患。自住進地方上的國立醫院以來，已經接受過各種不同的手術。但就連放射線治療也救不了我。平成三年(一九九一年）四月，我被迫離開癌症中心，坐著輪椅回家。

然後，在自己家裏，我嘗試了部分溫熱療法。因爲成效卓越，我的生活由伸縮器上移到輪椅上，進一步又和輪椅告別，進入了可以用拐杖步行的生活。平成五年，我更可以不用拐杖地自由行動。

現在的我，不是只靠自己一個人活下來的。我全心全意地希望，一定要回饋些什麼給這個世界。

他想到如果加熱可以治療癌症的話，那麼，如果可以改善現有的某些缺點不是會更好嗎？

基於這種想法，他得出了這樣的結論。

「如果使用接近電磁波的遠紅外線的話，不就可以改善很多缺點。在電磁波的振動下，很難調出正確的溫度。但如果是遠紅外線的話，就可以調整溫度。」

但是，即便是使用遠紅外線可以進行部分加熱，問題是像我這樣癌症擴散全身的病人，若不能對全身加熱也就毫無效果可言。如果是這樣的話，如果能將全身加熱到攝氏四十二℃的話，癌症不就會被消滅了嗎？當我想到這些事情的時候，因爲我知道全身加溫器，所以，我就以這一點基礎製造了一個我個人模式的全身加溫器。

在對電腦的信任下，我向直腸內部攝氏四十二點五度的溫度排戰。當直腸溫度加熱到攝氏四十度時，我的體溫升高了攝氏零點四度。因此，在確認當直腸溫度攝氏四十二度時體溫會升到攝氏四十二點五度以後，我將直腸溫度升高到攝氏四十二點五度共三次之多。它的效果非常驚人，現在的我，幾乎就可以過著一般人的生活。

在經過這樣全身加溫的治療以後，經CT調查後發現，癌症似乎正在消滅當中。就像一八六〇年代一些發過高燒的人出來證明他們「癌症消失了」的流言一樣。

我從平成二年（一九九〇年）十二月開始就不再接受化學治療。目前，我正在製作作爲全身溫熱療法之用的五號機，期盼能夠對今後的醫療有所貢獻。在全身溫熱療法中，頭部的冷卻曾經是主要的課題。最近，我就將要完成一部接近可以冷卻頭部冷凍機的設備。

最後的治療並非是溫熱，而是如果能夠藉著從最開始的加熱來消滅癌症的話，就可以將許多患者由抗癌劑的痛苦中解救出來。如果這件事可以實現的話，眞的會教人喜出望外。如果因爲加熱而能消滅擴散到全身的癌症的話，癌症不也就不會再復發了嘛！

我不懂任何醫學常識。我只是靠著我自己的身體在實驗中了解到腫瘤怕熱的這一個事實。希望這份手記能夠爲大家多少帶來些幫助。

第五章

癌症的治療現況與預防

疾病當中以癌症高居首位

我們每一個人都認爲癌症是很可惜的疾病，但事實上，除了癌症以外，還有許多可怕的疾病。例如同是成人病的腦中風和心肌梗塞也都是相當可怕的疾病。

但是，爲什麼我們總會把癌症想得比腦中風和心肌梗塞來得可怕呢？這是因爲，心臟病及腦中風可以藉由治療完全恢復，或者改善許多的人很多。

然而，癌症的話，就不是這麼回事。它是一種非常難治療，又不易恢復的疾病。正因爲如此，人人是聞癌色變。

從前，癌症不是那麼常見的疾病。原因雖然有很多，諸如生活環境的差異；但最大的原因還在於從前有很多人在到達癌症的年齡以前，就因爲其他的佝僂病和傷害而死掉了。

近年來，由於長壽的人增多，癌症患者也就多了起來。因爲癌症而死亡的人數也就在不斷地激增。年輕人也有得到癌症的。但我們寧可說它是例外──因爲，癌症是高齡者的疾病。年齡越長──癌症的發生率就越高。

圖㉜　1950～92年日本主要死因死亡率

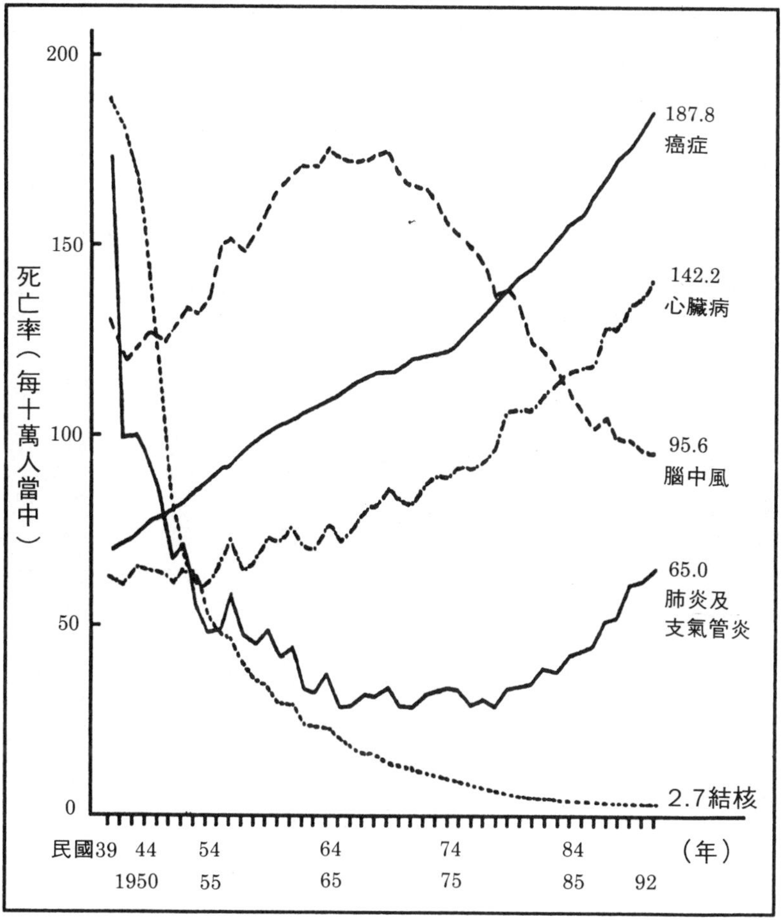

圖表說明
癌症和心臟病的死亡率每年都在急速增加

在日本人的死因當中，癌症位居第一位。第二位是心臟病，第三位是在十多年以前曾位居日本人死因第一位的腦中風。隨著高齡化社會的到來，也難怪癌症會成爲死因的第一位。

死亡率的統計，一般是以十萬人當中有幾人死亡的數字來表示。由此來看，在十萬人當中，因癌症死亡的人數有一八七點八人。一九九二年，在日本有八十萬人患得癌症，推斷有廿三萬人死亡。從前因爲結核、肺炎等疾病死亡的人數很多，如今卻是非常地少了(圖三十二)。

相反地，因爲癌症死亡的人數正在年年增加。也難怪大家會覺得癌症是很可怕。正因如此，日本的醫生和厚生者都在爲如何找出能夠有效治療癌症的方法苦惱不已。

癌症不是突然發生的

癌症究竟是如何發病，又經歷過什麼樣的過程呢？父母親等至親有得過癌症的人，對於癌症或許會有個一定程度以口的具體認識。但是，沒有過這種經驗的人，可能就不太知道了。

癌症是突然就來的。雖是這麼說，但突然就來的是指癌症的發病。癌細胞這殺手，是需要五年，有的情況下甚至十五年來成長，並逐漸顯露症狀的。之所以以爲症狀是突然出現的原因就在於，在這之前，癌細胞是在沒有給患者帶來什麼負面影響下悄悄長大的。

最初非得在顯微鏡下才看得見的癌細胞，會慢慢地成長，在長到如紅豆一般大小以前得花上五～十五年的時間。同時，如果在長到像紅豆一般大小後停止成長的話，即使經過檢查也很難發現癌症的存在。

換句話說，就算是早期的癌症，腫瘤也已經長了有好一段日子。例如，五十歲發病病人的癌症，癌細胞在他三十五～四十歲的時候就已經在慢慢地成長。

不過，一旦形成的癌細胞，也未必就一定能夠長大。因人們的免疫力而異，有的在還未長大之前可能就被消滅了。

在我們的身體之中，會有無數的細胞在腫瘤化後消失，消失之後又再腫瘤化的。其中只要有一個運氣不好長大的話，就會變成癌症而發病。

因此，在一過被稱之爲癌症年齡的四十歲以後，即使健康的人，如果經過仔細的調查，會發現其實有很多人都帶有無症狀的腫瘤。這個意思不在於要去「撲滅癌症」，更重要的是要有「和癌症共存」的觀念。

這裏，就為那些不曾由親人身上體驗過癌症的人，藉著實際病例對癌症患者的症狀和經過來做些介紹。因為，如果想要和「癌症共存」，首先就必須學習一些關於癌症的知識。

癌症病患是在什麼樣的症狀和什麼樣的契機下才會住進醫院呢？由於癌症發生的部位不同，它的症狀也是各有差異。以下就針對肺癌來介紹幾個病例。

◆因膽囊結石檢查發現淋巴腫的七十一歲男性（病例①）

一九九四年十月接受膽囊結石的手術。在進行手術以前，曾照過做為全身檢查中一部分的X光照片。在右肺內側發現異常陰影從住進醫院。

一九九五年一月，住進大學附屬醫院。經檢查後證實是B型淋巴腫瘤。在觀察X光照片時以為是肺癌，但其實不然，而是淋巴腫瘤。

就廣義而言，淋巴腫瘤也是包含在癌症之中，但經藥物治療的效果要比普通肺癌來得好。因此，患者目前正在接受化學治療。經過治療，這名患者是可望恢復的。

◆由於沒有擴散而得救的五十五歲男性（病例②）

這名患者的情形是，在一九九四年十月，在痰中發現有帶血。

這些血液在經過顯微鏡調查後，發現患者得到的是肺偏平口皮癌。偏平上皮是上皮組織的一種，是腫瘤容易出現的部位。肺的內膜就不用說了，各種器官的內膜都是皮膚的一部分，是由偏平上皮等上皮組織構成的。

雖然這名患者的痰中帶血，但在胸部X光照片下卻幾乎看不出有什麼異常。在肺部CT照片下也很正常。但是，在左側下肺的支氣管表面發現了小小的病巢。

患者因而在一九九五年一月中旬，於大學附屬醫院接受切除左肺下半部分的手術。雖然手術中切除了左側肺部的一半，但患者至今仍精神奕奕地活著。

像他的這種情況是很幸運。因爲沒有擴散開來，推測五年的存活率大約有百分之七十。如果沒有接受手術的話，恐怕一～兩年就已經死了。他是因爲醫術而撿回一命的。

所謂五年的存活率，指的是從手術進行五年以後的存活率。例如，接受肺癌手術的一百人，在手術五年之後如果有七十人還活著的話，五年存活率就有百分之七十。這一個五年存活率經常被使用做癌症治療成功與否的指標。

◆因老年健康檢查而發現肺癌的七十四歲女性(病例③)

這名患者是在一九九四年十月接受老年健康檢查時，發現在胸部X光照片上有不正常的陰影。後來確認是一個位在左肺下方三乘四公分大小硬塊的影像。

患者因而在一九九四年十二月十日進醫院，在一九九五年一月六日切除左肺的下半部。患的是偏平上平癌。

腫瘤相當地大，而且已經擴散到淋巴節。肺癌中分有Ⅰ期、Ⅱ期、Ⅲ期到Ⅳ期。Ⅰ期是症狀最輕微的時候，Ⅳ期就是症狀已發展到最後的時候。經由手術，得知患者已經是到了第Ⅳ期症狀。

像這樣症狀之後的發展預測實在是不怎麼樂觀，五年存活率平均是百分之十四點九八。

◆腫瘤擴散到整個肺部而無法救治的五十八歲女性(病例④)

這名女性是在幾年前因爲高血壓症狀而接受心臟專科醫師的檢查。每一年都還接受兩、三次的胸部X光檢查。

一九九四年十一月，由於感冒到心臟科的專門醫院接受胸部X光照片的檢查，卻因而發現在右肺下方一個二點五公分大小的影子。結果證實是肺腺癌。但只是在

X光照片上有一個像十元硬幣大小的陰影，之後都很正常。

一九九五年一月接受手術，但卻在右肺的表面發現有很多直徑約三公分左右的顆粒。經過顯微鏡檢查後得知，這全都是擴散開來的癌組織。不再只是一個十元硬幣大小的病巢而已，整個肺部都已受到影響。另外，也擴散到了淋巴節。屬於第Ⅳ期肺癌。

如果有擴散現象的話，五年存活率就幾乎等於零。五年以內，所有的患者將會無一倖免。

◆喀血但沒有發現病巢的三十六歲男性（病例⑤）

從一九九四年一月左右開始出現血痰，雖經醫師的檢查，卻找不出任何異常。一到夏天就變得全身無力，就連「工作都不太想做」了。

十一月因右肺出血住院。每兩天大約會喀血一次，而喀出的血大約會有一杯之多。不管內科醫師再怎麼檢查，就是找不出肺部出血的原因。唯一能夠判斷的是，出血部位是在右肺的上方。

一九九五年二月，經由外科來止血，切除了右肺的上半部分。切除後的上半部右肺在經過病理調查後才發現，在右肺最上方的地方有一個小小的肺腺腫瘤，血液就是由那兒流出的。

在這一個病例當中，癌組織並未擴散到淋巴腺。因此在手術之後病情的發展應當會是良好的。五年存活率在百分之六十～七十之間。

◆神經內科檢查下沒有發現異常的六十七歲男性（病例⑥）

一九九四年二月、出現頭暈現象，這名男性到了連走路都很困難的地步。手腳無法活動自如，連說話都變得很不靈光。由於這些症狀仍在持續地惡化，患者因而接受腦部CT照相、MRI照相和腦波等種種檢查，但結果是一切正常。

由於原因仍然不明，患者接受了胸部的CT照相。在一般的胸部X光照片上雖然正常，但是在CT照片上，卻於胸部正中央發現了一個三乘二公分左右的腫瘤，經調查後是肺小細胞癌。

由於抗癌劑對肺小細胞癌可以發揮效用，患者因而立即接受化學治療。結果，腦神經症狀僅僅恢復一些。病情可說是非常地嚴重。或許也只能夠再活一年左右。

眞正早期發現就能早期治療嗎？

以上所介紹由①到⑥的病例，都是曾在我們醫院接受過手術的病患。有時候我們從X光照片發現了肺癌，又或者從出血、感冒症狀以及神經症狀的描述中，為他們診斷出肺癌。

從動手術前兩、三個月開始就有血痰，或者出現類似感冒症狀的人，從檢查的結果發現是患了肺癌。

在六個病例當中有三個病例(病例①②③)的五年存活率為數十百分比的良好狀況，其餘的三個病例(病例④⑤⑥)所剩餘的生命就只有一～二年。

到目前為止仍好好活著的人，雖然只會偶爾呈現出輕微的感冒症狀或者血痰，但事實上，都是已經患有致命的疾病。對這些患者而言，總不免會有「福禍無常」的感慨罷。

那麼，如果說常去看醫生就安全的話，也未必盡然。在病例④當中，由於高血壓的緣故，患者早在好幾年前開始就一直有在接受心臟專科醫師的診療。

而且，每年也都做個兩、三次的X光檢查。從感冒症狀到發現肺癌的時候，仍舊是為時已晚。

癌症發展的程度，時慢時快。病例④等也就是發展很快的類型。就算一年做兩、三次的X光檢查，也還是很難在早期就發現肺癌。

那麼，如果很頻繁地做X光檢查的話，就可以在早期發現肺癌嗎？這個答案還是有很大的疑問。由以上六個例子中，就有三個例子在經常做胸部X光檢查卻沒有發現異狀的此一事實，應該就可以了解。

光是以X光檢查，是絕對無法做到早期發現的。實際情況下，要以X光檢查來早期發現肺癌是非常困難。

另外，太過頻繁照X光也會有其他問題發生。由於X光是放射線能，也是造成病患遺傳因子產生變化以及白血球減少的主要原因。

因此，爲健康著想，能儘量不照X光是比較好的。在日本的國小當中，以前是每年進行一次胸部X光檢查，在擔心放射能的影響下，現在已改成每兩年做一次檢查。

大家都說癌症「早期發現早期治療」比什麼都重要，但眞正是這樣嗎？

從以上六個例子可以知道，癌症患者在被診斷出來以前的經過情形是各有不同。在看過眞實情況後，還眞令人擔心，高唱早期發現並奉爲座右銘的這一回事，反而會讓患者和醫生變得像神經病一樣。

還沒有絕對治好癌症的藥物

在目前這個時刻，癌症還沒有辦法完全地治好。要想完全醫好有癌症症狀的病患，恐怕得託付給二十一世紀的醫療研究。

如果癌症在不用依賴外科處置的情況下就能治好的話，任誰都會覺得很了不起。如果可以利用外科將癌組織完全切除的話，可是再好不過的事了。但是，因爲癌症發生的部位有異，又有其他像年齡上的限制，沒法動手術的情況也是很多。

在化學合成下製成的氮養、抗生素的絲裂黴素和博萊黴素出現的時候，人們一度以爲癌症的治療出現了曙光。在干擾素被發現的時候也一樣。儘管深受人們的期待，但干擾素到底不是癌症的特效藥。

這些物質在試管內都有過非常好的成績。但是，在動物實驗上，評價就稍微降低。在以人類爲臨床的試驗上，更因爲治癒率的偏低而令人失望。這是什麼緣故呢？

最主要的原因就是，並非只有癌細胞中才有特殊的代謝系統。儘管在強弱上有差別，正常細胞內也存在有癌細胞中顯著的代謝系統。因此，當嘗試妨害癌細胞的代謝系統以打敗癌細胞的同時，也就傷害了正常細胞。

舉例來說，存在細胞內會導致癌症發生的遺傳因子不是只存在癌細胞內的，它也存在於正常細胞內。所謂腫瘤指標的物質也不只是癌細胞所特有的，只不過是在癌細胞中比較多而已。總而言之，因爲沒有只存在癌細胞中的特殊代謝系統，自然也就不可能有專門克制它的藥物。

目前的癌症藥物帶有妨害細胞增殖的特性。因此，抗癌劑是在癌細胞增殖旺盛、而正常細胞衰落的前提下製造的。

如果服用會抑制細胞增殖的藥物的話，像肝臟、骨髓這些一定得不斷增殖的正常細胞自然也就會受到妨礙，產生毛病。例如，像白血球減少的副作用就經常可見。

生理學上能夠淸楚區分正常細胞和癌細胞的方法，至今尚未發現。以現階段而言，仍舊找不出什麼癌細胞才會有的特殊蛋白質，或者以外的任何化學物質。

腫瘤指標雖然少量，但是也存在於正常細胞內。因此，所謂的missile療法，恐怕也是不會多有效用的。

所謂的missile療法是這樣的。當癌細胞的表面上出現癌細胞所特有的糖蛋白質（糖與蛋白質結合的物質）時，體內就會產生一種將這種糖蛋白質看成是異物，並起而攻擊的抗體。這個療法就是將這種抗體和毒物相結合，利用它當作飛彈來瞄準目標癌細胞，以打敗癌症。

理論雖然很卓越，也得到世界性專利，但要按理論所想的一樣來瞄準癌細胞，可眞不是件容易的事。

關於癌症治療的現狀

對於長在各種部位上的癌症，現有的究竟是怎麼樣的治療，而它的治療成效又是如何呢？

癌症是日本人死因中的第一位，由此可以推測出治療的成效想必是不佳。但是，爲了預防癌症，多知道些癌症治療的現況也是很重要的。

以下就讓我們看看有關主要癌症近來的治療成效。

①甲狀腺癌

圖㉝　左乳房／乳癌發生部位的機率

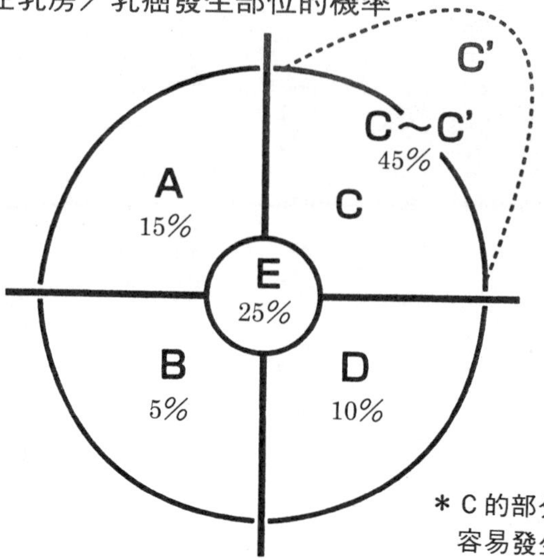

＊C的部分（外側上方）
容易發生乳癌

日本人百分之九十的甲狀腺癌是由「乳頭癌」分化出來的，成長緩慢。大部分在經手術切除後會好轉，極少的一部分會產生血行性的擴散。容易發生擴散的甲狀腺癌，必須使用抗癌劑。目前，正有待有效的抗癌劑出現。

②乳癌

就算外行人都能夠發現的就是乳癌。癌症大致上是沒有症狀，只要還未進入末期，是既不會出現症狀，也不會感到疼痛的。因此，看起來總像是，癌症在某一天就突然地發生了。而唯有乳癌，只要仔細觀察，任何人都可能在很早期的時候發現。

乳癌是以女性佔壓倒性居多的癌症

（男性也可能發生），經常發生在乳房四分之一處的外側上方（圖三十三）。經由觸摸這個部位，就算不是醫生或護士，都可以轉易地發現是否患有乳癌。

有一位三十四歲的家庭主婦，由於右乳房出現硬塊，會些微地疼痛，因而去了心臟專科醫師的診所。這位心臟醫師用溼布將乳房的硬塊包裹住。這項治療持續進行了一年，但右乳房的硬塊仍在不斷地變大，不久，也出現疼痛的感覺。爲此，這名女性前去大學醫院接受檢查。

光看她的乳房一眼，就可以馬上知道她得了乳癌。有硬塊部分的皮膚已經變成了桔色。這名主婦立即辦理住院，在經檢查後切除右乳房。但是，癌細胞早已擴散到了骨髓。

一個沒有因爲早一點接受適當治療而令人悔恨不已的例子。更令人深深感到，找到好醫師也是患者自己應有的責任。

另外，一位二十九歲有一個八個月大嬰兒的家庭主婦則是自己到醫院來，告訴醫生：

「我在週刊上讀到檢查乳癌的方法。我利用這個方法檢查自己的乳房，發現到在左下方有一個六乘八公釐左右大小的硬塊。」

在做過穿刺診斷(利用穿刺，由患者的體內抽出細胞，再利用顯微鏡來檢驗的方法。較不具侵襲性)後，確實發現了乳癌組織。立即讓她住入醫院，切除左乳房。在做過全身檢查後，發現癌組織並未擴散到任何部位。就像這樣，乳癌是可以靠著自己的檢查而帶來美好結局的。

千萬不要以爲乳癌是只有女性才會得到的癌症。男性也有得到乳癌的。

一名五十七歲的男性因爲發現「乳房有硬塊」而到醫院接受檢查。在對被切除的硬塊進行病理檢查後發現，這的確是乳癌。那個時候的我，還是第一次在自己的病患中遇到男性罹患乳癌的。這名患者在手術後已經過了五年，身體狀況都還很好。

患者的生命不是靠醫師來守護的。每一位病患都必須要有自己的生命靠自己來守護的心理準備。醫生只不過是助患者一臂之力而已。

但無論如何，就還是會有爲乳癌患者包上一年溼布的這種醫生。醫生當中，不乏只是在非常狹窄專門領域中的權威人士。因此，只要稍微超出自己的專門領域之外，不少醫師所知道的醫學常識也只不過是和一般外行人一樣而已。

一般而言，乳癌是在局部產生腫瘤。至少在早期的時候，擴散是以向淋巴節的擴散爲主。日本的乳癌患者每年有一萬五千人，算起來是每四十～五十名女性當中，就有一人會得到乳癌。

發病年齡的高峰期是在四十～五十歲，乳癌的發生率以生第一胎時年齡較高和生孩子較少的女性爲高。就發生的部位而言，乳癌最常出現在外側上方四分之一的地方。

一旦得了乳癌，在以前都是進行將得病的乳房和乳房下方筋肉全部切除的手術。大約從十年前開始，才逐漸使用將得病部分切除但留下筋肉的所謂胸筋溫存手術。

除了手術比較容易以外，由於保留住乳房，患者在手術後也才能比較適應。不論是在身體方面抑或社會方面，這一點帶給患者的影響會是很有意義的。越來越多的人以爲，不管癌症再怎麼恢復，如果患者在手術後不能過著和從前一樣生活的話，治療也就失去了它的意義。

③肺癌

近年來，肺癌在急速地增加。除了吸煙以外，空氣污染被指謫是主要原因。

大多數的肺癌幾乎都是毫無症狀。但卻是有不少人在檢查或者照了胸部X光以後，會在X光照片上發現異常的陰影。在這種情況下，經過手術而治癒的人並不少。

反而是等到了胸部、背部出現疼痛，咳嗽和痰激增以及呼吸困難等症狀出現後再上醫院，大多已是延誤時機，連手術也無力回春了。

只要不是在早期階段，肺癌是很難靠手術治好的。四名肺癌患者來到醫院，之中能夠靠手術治療的只有一人。剩餘三人都爲時已晚，病情已然發展到了無法進行手術的起步。根據統計，每五個人當中只有一人能夠接受手術。

此外，就算能夠動手術，成績也是不盡如意，平均而言，手術後的五年存活率只有百分之三十一點七左右。

不光是肺癌，所有的癌症都可以分成Ⅰ、Ⅱ、Ⅲ、Ⅳ四期。表示癌症不同程度的發展。

- ●Ⅰ期　早期癌症，尚未擴散到淋巴腺
- ●Ⅱ期　僅只擴散到緊臨腫瘤周圍的淋巴腺
- ●Ⅲ期　擴散到距離癌症病巢較遠的淋巴腺，但尚未擴散到其他的器官
- ◉Ⅳ期　擴散到其他器官

肺癌患者每四、五人當中只有一人可以進行手術，這手術的結果已經製成了圖

圖㉞　肺癌手術後的5年存活率（國立癌症中心搜集）

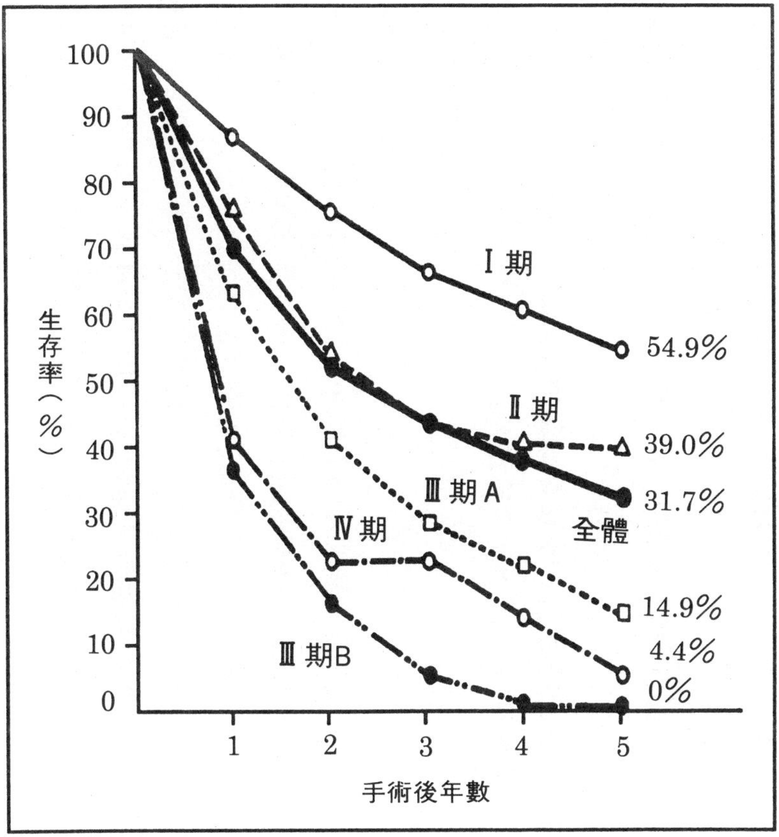

圖表說明
輕度肺癌的5年存活率是54.9% 肺癌整體的平均5年存活率是31.7%

表(圖三十四)。

這是國立癌症中心所發表的報告，Ⅰ期患者的五年存活率是百分之五十四點九，Ⅱ期的患者百分之三十九，Ⅲ期A(Ⅲ期中症狀較輕者)是百分之十四點九，Ⅳ期B(Ⅳ期中的重症患者)則是百分之零。一旦進入Ⅳ期B，即使接受手術，在五年內也都一定會死去。Ⅳ期患者的五年存活率是百分之四點四。

將Ⅰ期到Ⅳ期總計平均算來，五年存活率是百分之三十一點七。看過這項統計可以發現，雖然每四人當中只有一人能夠接受手術，但在手術之後可以活上五年的卻是每三人當中有一人。

④食道癌

食物是經由食道進入胃的。在口和胃的中間是食道，因為是食物通過的管道，所以叫食道。一旦發生了食道癌，食道就會變窄，因而會出現食物積塞在胸口以及不太能吞得下食物等症狀。

沒有內科上的療法，治療方法只有靠手術將癌組織切除一途而已。這是在切除食道以後，再將胃和腸向上吊的方法。

當然，越是在食道下方，也就是越靠近胃的地方，手術就越容易；反之，越接

圖㉟　食道癌的手術成績／胸部上中部食道癌和胸部下部食道癌三部分切除手術後的生存曲線
（厚生省研究班針對十所醫院所進行的問卷調查）

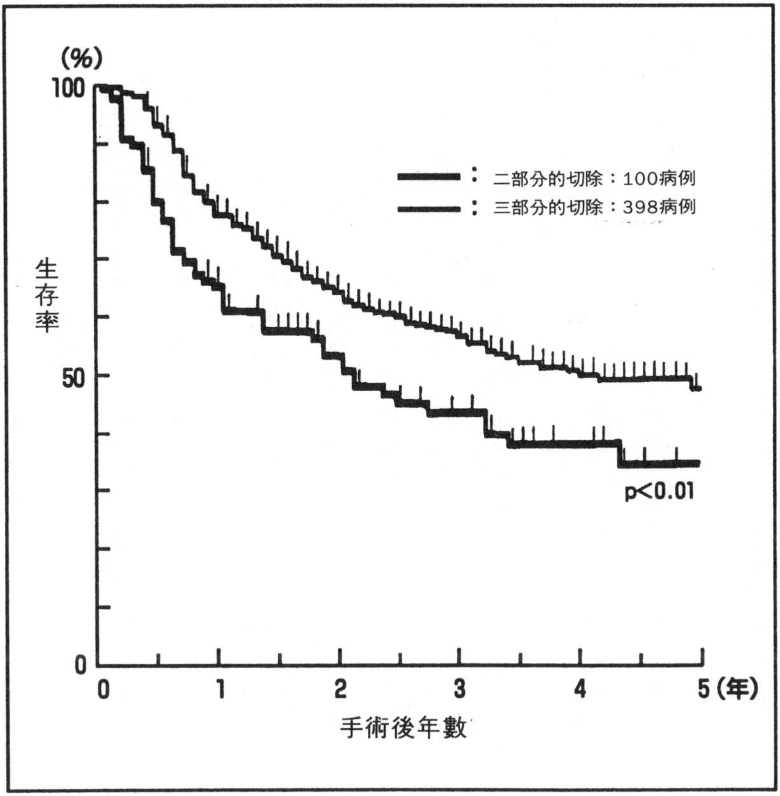

圖表說明
全體食道癌的平均5年存活率大約是50%

近口腔的上部食道癌，要將腸胃向上挪動會是比較麻煩的。所以，手術成績也是以下半部的食道癌要好過上半部的食道癌。

如圖所示，食道癌整體的手術成績，亦即手術後的五年存活率大約是百分之五十。雖然成績要比肺癌手術來得好，但仍然是有待努力(圖三十五)。

⑤肝癌

人體當中，最大的器官是肝臟。肝癌的治療，就是要在早期切除得病的部分。當然是不能把整個肝臟都切除，可以切除到最多一半左右。

近來，診查技術進步許多，利用CT照片及超音波診斷法等，連直徑在二公分以下的肝癌都能夠輕易地診斷出來，儘速進行手術治療。如果腫瘤不大的話，只須切除部分的肝臟即可，所以手術容易。可是，肝癌患者每五人當中，能夠動手術的病例也不過只有一個(切除率大約是百分之二十。)

近年興起一種在小的肝癌病灶中注入酒精以殺死癌症病灶的方法，成效不錯。如果不是用手術就能夠局部性地治療癌症的話，可以說是再好不過。

⑥胃癌

胃癌曾經是戰後日本最常見的癌症，而最近正在年年地減少。胃癌手術採取的

圖㊱　利用內視鏡的早期胃癌手術

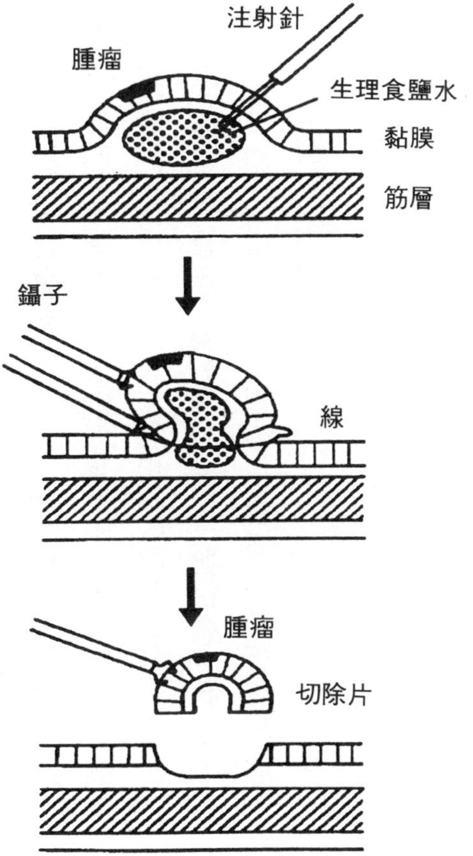

繪圖說明
在腫瘤下方注入生理食鹽水，將腫瘤病灶由筋層揪出再給予切除。

是一種將胃和胃四周的淋巴腺一塊切除的方法。

五年存活率也在上升之中，Ⅰ期的胃癌，也就是早期胃癌的話，存活率爲百分之九十八。Ⅱ期的五年存活率爲百分之七十七，Ⅲ期爲百分之四十四，Ⅳ期爲百分之十五。

胃癌手術成績的提高背後，有著對胃癌診斷的進步由於胃癌在早期被發現，早期胃癌的手術病例就不斷地增加，因而也帶動了手術成績的升高。

早期胃癌的話，可以不用剖腹，利用內視鏡來進行手術。另外，將內視鏡放入腹部內，從腹腔來進行胃癌手術的嘗試也頗爲盛行(參見圖三十六)。

不過，如果放任胃癌不顧的話，它也會擴散到肝臟或肺部。如果變成這樣的話，也就不再是接受手術的對象了。

早期癌症在X光照片上看不出來

由以上說明的各個病例，相信大家已經了解到癌症治療的困難。前後順序或許有點顚倒，現在，讓我們來想想癌症是怎麼發生的。

圖㊲　癌症的發生因子和促進因子（兩階段說）

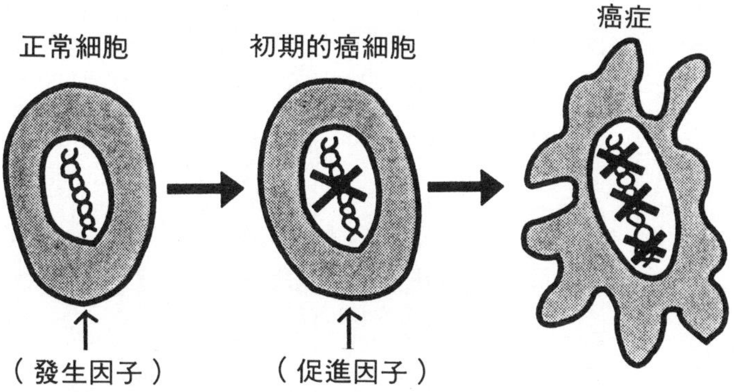

在正常細胞內加入發生因子，進一步再加入促進因子的話，癌細胞便會因應而生。

癌症發生的原因，可以分成兩個階段。第一階段是和某種發癌因子有關。在外界不知何種的刺激下，癌症就發生了。有人以爲香煙是發癌物質，是致癌的原因。另外一個有力的說法則是，病毒是致癌的原因。

昭和二十(一九四五)年，由於投在廣島的原子彈的放射能擴散開來，造成在昭和二十七、八年的時候，出現了許多患有白血病的廣島市民。另外，在二次世界大戰期間，在瀨戶內海的大久野島上有一個製造毒氣的工廠。在這個工廠工作的許多人，到昭和三十七年左右的時候，都出現了肝癌的症狀。

就是這樣，爲了造成癌症的發生，是

少不了在第一階段的發生因子。然後，在第二階段當中，就是和促進癌症發展的因子有關。不管癌症再怎麼發生，如果在患者的體內少了足以使微小癌症成長的促進因子的話，癌症是不會長大的(圖三十七)。

即使在正常細胞內也存有癌症的遺傳因子。一般來說，癌症遺傳因子是呈安眠狀態沒有活動，所以正常細胞不會變成癌細胞。

但是，一旦由發癌因子那兒得到某種的能量，這個癌症的遺傳因子便會趨於活絡，而正常細胞就會變身成爲癌細胞。如此一來，它會忘記它原來身爲細胞的活動，一味反覆地進行分裂，變成相當驚人的細胞。

基於特殊的結構，正常細胞一旦增殖到必須的限度，增殖便會停止。但是，這個結構並不存在於癌細胞之中，因而癌細胞會繼續不斷地增殖。

癌細胞之中，也會有一些仍殘留有一絲絲原來正常細胞活動的細胞，但若是惡性的情況，就會變成全然忘記原來機能的癌細胞。在分裂增殖的結果下，周遭組織會進而受到壓迫和破壞。

雖說是不斷地增殖，但早期腫瘤的成長是頗爲緩慢的。前面也提到過，在長到一公分左右的大小，亦即紅豆般大小，也得花上十～十五年的時間。

小的腫瘤是不會引起任何症狀。而且，初期的小型腫瘤，即使用X光照射也看不出來。連用內視鏡相機也看不到。癌症初期，宛如就像是暴風雨前的寧靜。

癌症爲什麼會擴散？

癌症在成長的時候，會隨著周圍細胞的活動而慢慢移動，自己本身甚至會像變形蟲一般地活動，漸漸地滲透到周圍的組織裏。

不僅如此，它還會穿過血管搭乘血流，或者任由淋巴液的流動把自己帶到更遠的地方去，並就地侵入組織當中進行增殖，增加同伴。這就是癌症的擴散(圖三十八)。

擴散開的病灶和最先發生的癌組織一樣，會活潑地分裂增殖。癌症治療中最麻煩的就是，發生擴散的這一個問題。

根據一九九〇年厚生省的資料，到醫院檢查的癌症病患之中，被診斷可以動手術的不過四成而已。癌症已經擴散到其它部位的患者有六成。

截至目前，在日本最多的是胃癌。到醫院的患者當中，可以接受某些手術的有

圖㊳　癌症轉移的方式

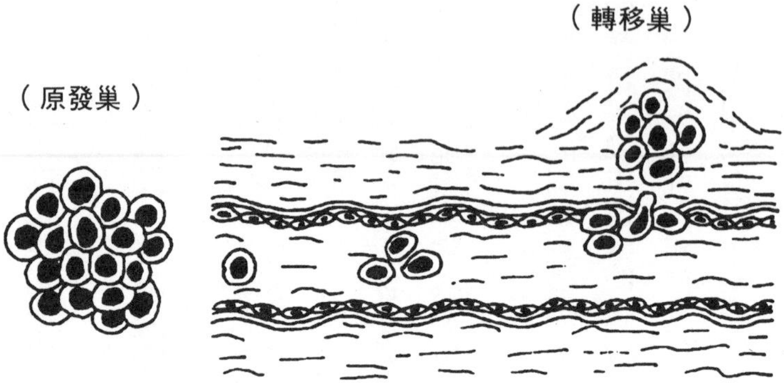

癌細胞會流經血管淋巴管而被運送到遠處，再侵入組織增殖。

百分之三十六。已經擴散而手術只是形同虛構的病例則有百分之六十四。

以男性的情況而言，在一九九三年肺癌已超過胃癌拔得頭籌。肺癌的情況是，在到醫院的患者當中，多少都能接受手術的僅有百分之十六；已經擴散所以手術也產生不了什麼作用的病例卻佔了百分之八十四。

東京醫科大學的加藤治文教授是日本肺癌手術的權威。根據加藤教授的論文，業已進行手術的百分之六十肺癌患者，根本上就不是手術足以治療的對象。

自古以來人們就認爲癌症治療的最好方法是早期發現、早期治療，但結果卻是這樣的一個數字。不管怎麼說，目前癌症治療的成績是可以用淒慘二字來形容的。

癌症檢查有多少效用？

儘管努力做到早期發現，早期治療，但是，由於癌症經常會擴散，致使癌症治療的困難重重。即便如此，由於早期發現，早期治療的宣傳，還是有很多人在接受爲了能夠早期發現癌症的檢查。

那麼，癌症檢查眞的有用嗎？接下來就讓我們討論一下。

最早出現的腫瘤叫做原發巢。當癌症還侷限在這個原發巢的時候，如果能夠藉由外科手段進行切除的話，結果會是很好的。所謂的早期發現，早期治療是最好的治療方法，這是衆所周知的事實。胃癌和大腸癌不說，即便是肝癌，在早期發現病例的增加下，連帶地也改善了治療的成績。

但是，如果說除了早期發現，早期進行手術以外就沒有足可託付的方法的話，比起醫學上的其他領域，癌症治療不能不說是總是太遲。

因爲正常的醫學、醫療是主張：

「病人在感到不舒服後，才到醫院，接受治療。」

問題是癌症如何能在沒有症狀出現以前就被發現，而不進行切除也就不可能得到好的結果。在因爲癌症造成病情嚴重後才到醫院就診的話，多數就已經是太晚了(圖三十九)。

因此，爲了不要耽誤病情，在日本全國都有癌症的檢查。四十歲以上的公司員工，規定一年必須接受一次檢查。五十歲的老人更必須按期接受檢查。這些檢查一方面可以使大家對癌症警惕；但另一方面也可以感到安心。

然而，美國方面卻對這樣的檢查制度有所質疑。美國專家的質疑是來自以下的一項調查。

利用抽籤，將屬於肺癌高危險羣四十五歲以上的吸煙男性近一萬人分成兩組。其中一組，每四個月就接受一次X光和喀痰檢查。另外一組則完全不進行檢查。

五年內，由檢查組和非檢查組中分別發現了二百零六名和一百六十名的肺癌患者。由於檢查組被發現的時間早，手術後的五年存活率達百分之三十三，遠遠高出非檢查組的百分之十五。但是，最後因肺癌而死的人數，在檢查組有一百二十二人，非檢查組爲一百一十五人，就統計上而言，幾乎沒有多大的差別。

圖㊴　肺癌及肺癌的腦部轉移

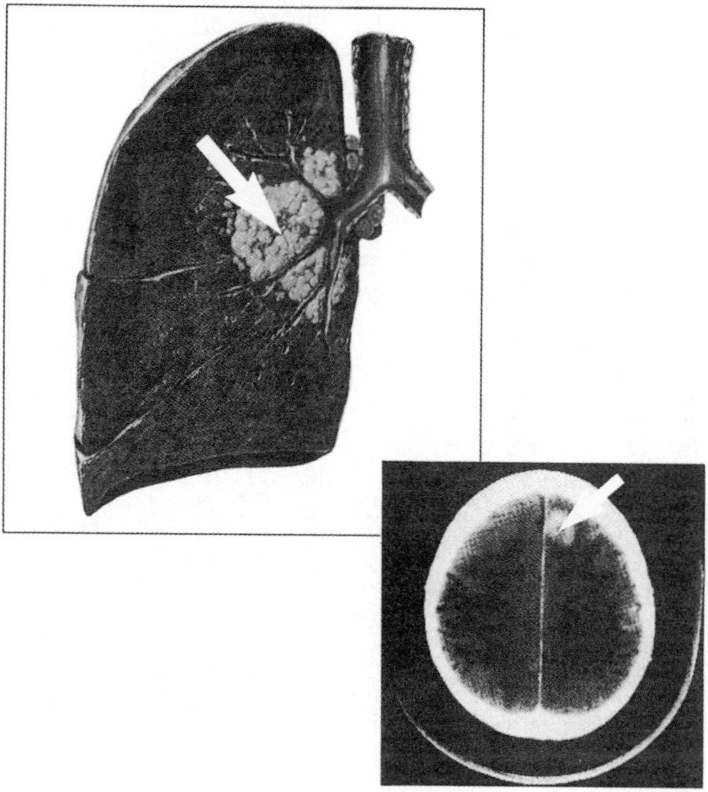

觀察本照片的方法
肺門部肺癌（上圖）的癌細胞轉移到腦，而在腦內形成癌症的病巢（下圖：腦部的斷層掃描）

經由這項調查可以推斷的是，檢查雖然可以發現到許多肺癌，但是就以致命的德性肺癌在這兩組當中的患者人數卻幾乎相同，檢查對於這一層的預防，並沒有發揮到作用。

類似這樣的研究，在歐美都是以上萬人爲對象進行的。他們得到不論是肺癌檢查抑或大腸癌檢查都無法預防癌症死亡的結論，因而並無施行癌症的檢查。但是，在日本，儘管沒有像這樣的反證，仍然有很多的定期轉體檢查在進行當中。

健康的人是不是眞有必要一直不斷地接受檢查呢？這實在是今後必須好好研究的一個課題。即使每四月進行檢查，卻沒有減少死亡病例的報告，是很值得人深思。

對於某一醫療判決的質疑

每年都有許多關於醫療意外的裁決。特別是在美國，醫療意外的裁決甚多。美國心臟外科醫師每年支付的保險費高達十萬美元之多。據說，由於美國的保險費用很貴，不是存有很多錢還做不了醫生。

幾年前，在日本也報導過一件非常有趣的醫療意外。一名五十七歲的公司經理到東京一家每年都有好幾萬人接受檢查的檢驗中心接受胸部X光檢查。結果在X光照片上發現一個類近肺癌的陰影。位在右上肺直徑有三公分大的陰影。他儘快轉到大醫院接受仔細的檢查，結果卻是肺癌已擴散到肝臟和腦部，手術也沒有用了。

這位經理從十幾年前開始，每年一定到那一家檢驗中心接受一次檢查。因此，搜集了前三年所拍攝的X光照片加以調查。結果發現類似肺癌的陰影雖然沒有出現在三年前的照片上，卻很清楚地呈現在兩年前和一年前的照片上。

這位經理因爲癌症的擴散，在發現後的九個月就撒手歸天。他的家人以爲：

「從兩年前開始，肺部就已經出現陰影。這完全是檢驗中心的過失。」

並對檢驗中心提出告訴。

根據報紙的報導，法院判決患者家屬勝訴。而且，醫院方面必須賠償一億七千萬日幣。判決上說：

「檢驗中心如果在兩年前就發現肺癌，病人在手術的治療下，也不致死亡。」

對於這一份判決，引起我很大的興趣。

「如果在兩年前發現肺癌進行手術的話，眞的就救得了這位經理嗎？」

在前述的美國研究中，不管是每四月進行一次檢查，或者五年用幾乎都沒有檢查，到最後死亡的病例人數還是沒有差別的結果看來，和日本法院的這一個判決倒是相互矛盾。

WHO（世界健康組織）、美國對抗癌症協會和國際肺癌會議等早於十年前作過這樣的發表。

「不論再怎麼勤照X光對於『早期發現』還是沒有用的。」

美國從幾年前開始就已經主張，癌症最重要的是預防而不是早期發現。儘管如此，日本至今仍致力在早期發現上，不斷爲健康的人拍攝X光照片。如果就放射線曝露的角度來看，這或許還是犯罪行爲呢！如今該是將注意力由早期發現轉移到癌症的預防與治療的時候了。

預防癌症的十二要件

癌症一旦發病，就很難治療。如果擴散就更加困難。因此，癌症首重預防，以下是一些關於預防癌症的方法。

例如，在美國立癌症中心監修，研究振興財團刊行的小冊子當中，就有「預防癌症的十二要件」。

①攝取均衡的營養
②變換每日的飲食
③避免飲食過量，少吃脂肪
④飲酒適量
⑤少抽煙
⑥多由食物中攝取適量的維他命和纖維質
⑦不要吃得太鹹，也不要吃得太燙
⑧不吃燒焦的部分
⑨注意長了黴的食物
⑩勿過度曝曬陽光
⑪適當運動
⑫保持身體的清潔

這十二條預防方法是癌症專家根據長期經驗綜合的心得。如果遵守這十二條方法，不過是比較不容易得到癌症而已。自然，就算完全遵守這十二條方法，還是會有人得到癌症。但是，遵守這十二條方法，得到癌症的比率的確會比較低。

這十二條方法之所以說不上完美，是因爲造成癌症的原因至今仍然不是很清楚。如果能夠確實知道它的原因，或許就能確立出完全預防癌症的方法，比如說是靠疫苗等等，也說不定。

現在清楚的是，由口進入的東西、由鼻子吸入的空氣以及每天的壓力等等都會是引起癌症發病的導火線。而規律的生活、適度的運動，和淸潔的身體等等，絕對是使癌症遠離的要素沒錯。

不過，這「預防癌症的十二要件」當中，就有八項是和飲食有關。換言之，要想預防癌症，是不能不注意飲食生活的。

研究癌症的專家認爲，飲食生活上的注意，就可以防禦百分之三十的癌症。加上不吸煙也可以防禦百分之三十，所以，如果積極實踐這十二要件的話，按理說就可以預防癌症到百分之六十左右。

預防癌症的飲食

關於癌症和飲食的關係，從很早以前就已經受到醫師的注意。飲食和癌症的關係，大腸癌是很好的例子。

比起歐美國家，罹患大腸癌的日本人非常地少。但是，近來卻在逐年增加，甚至有可能在紀元二〇〇〇年超越過胃癌的罹患率。美國從第二次世界大戰以後，大腸癌的罹患率就一直居於胃癌之上。

大腸癌增加的原因在於日本人飲食生活的改變。只要還是吃著傳統的日本食物，大腸癌也許就不會增加地這麼厲害。正因爲高脂肪的西歐飲食不斷增加的原因，大腸癌也就多了起來。

我尊敬一如恩師的市川平三郎教授(國立癌症中心名舉院長)在他的著作「癌症語錄」中，就對日本固有的飲食讚不絕口。

「癌症和飲食有很深厚的關係。就整體而言，日本食物是作爲預防一般癌症最好的飲食。由於日本食物中的動物性脂肪少，乳癌、大腸癌及前列腺癌等等都只有歐美國家的二分之一到十分之一左右而已。也因爲它含有適量的植物纖維又顯得更好。了解到這些的美國人因而吹起了一股日本料理熱潮，但日本卻在吹著法國料理風。」

◆關於乳癌

油膩的食物會提高罹患乳癌的機會。美國的萬恩達教授曾就全世界各國的病例對乳癌的死亡率和脂肪攝取量的關係進行調查。

根據這項調查，每天消費二百公克脂肪的荷蘭人，因爲乳癌的死亡率要比每天只攝取八十公克脂肪的日本人高出許多。在這兩國中間，還包括有常吃肉類的阿根廷人以及乳製品攝取量很高的瑞士等國。

在日本，癌症中心的平山雄教授正就許多病例進行研究。而即使在日本，統計上脂肪量攝取較多的女性，罹患乳癌的危險性也比較高。

爲什麼攝取太多脂肪會容易得到乳癌呢？據說是因爲脂肪和荷爾蒙之間的關係，容易引起乳癌的緣故。

◆關於大腸癌及直腸癌

容易排泄的飲食，據說就不容易造成大腸癌。例如，含有大量食物纖維的東西容易排出體外，就有預防大腸癌和直腸癌之交。相反地，高脂肪食物在腸內滯留的時間太長的話，就容易引發癌症。

究。

發現淋巴腫瘤的丹尼斯，巴基特教授在一九七一年發表過一篇相當有趣的研究。

「非洲國家之所以不常有大腸癌，是因爲一般的非洲食物都含有大量的食物纖維，不會停留在腸內太久的緣故。」

目前，大腸、直腸癌居多的國家有北美、英國、澳大利亞等；偏低的國家則是印度、哥倫比亞等。在這些國家之間癌症發生比率的差別甚至可高達五十倍之多。

在北美地區，大腸癌的發生率是每十萬人當中有二十～二十五人；在日本，不過是它們的三分之一。但是，居住在美國西岸的日裔人士，卻和白人社會幾乎沒有差別。飲食習慣還近似日本人的第一代和第二代移民，和第三、第四代之間也已是大不相同了。

◆關於胃癌

太鹹的食物，不僅容易造成高血壓，也容易引起胃癌。大約在二十年前左右，日本人當中癌症罹患最多的就是胃癌。胃癌雖在年年地減少，大腸、直腸癌卻在不斷增加，不時和肺癌並列首位。原因就在於，日本人飲食上質的變化。脂肪增加、糖類減少，吃得太鹹等等都是主要的原因。

愛知癌症中心的田島和雄教授和富永祐民教授在一九八一～八三年針對名古屋地區九十三名胃癌患者、九十三名大腸、直腸癌患者，總計一百八十六名對象所進行的調查發現，和造成胃癌很有關係的食物是，醃白菜和鹹魚乾。

另外，烤魚燒焦的部分被認爲也會引起胃癌。有關這一點，最近有一項在北九州地區針對一百三十九位胃癌患者進行的調查。

根據調查，胃癌反倒是和吸煙有關，和烤魚無關。在同一項調查中發現，要想預防胃癌，最好養成多吃水果和一天喝上十杯以上綠茶的飲食習慣。

◆肺癌

胡蘿蔔素據說可以預防肺癌。維他命A攝取量多，亦即有經常吃魚機會的挪威男性，發生肺癌的機率和維他命A的攝取量成反比，顯得很低。

比起維他命A攝取量較平均値伸張正義的男性，大量攝取維他命A的男性，肺癌的發生是相當地少。在日本，也發表過同樣的調查結果。

總而言之，預防癌症的飲食中，日本飲食要比西方飲食好得多。也就是說，少吃肉類而以植物性蔬菜爲主的飲食方式爲佳。不過，日本飲食令人擔心的地方就是吃得太鹹，因此，要儘量節制味噌、醬油及鹽類的攝取。

在山梨縣的一個山區中，有一個長壽村。在讀過有關這個村落飲食的報告後發現，他們的飲食只有蔬菜，晚飯也只是加一點曬乾的魚和秋刀魚。而且，他們總是每天上山下山地到農地裏幹活。大部分的居民都已經八十多歲，但身體都還很健朗。

如果患了癌症，什麼樣的飲食才好？

儘管在飲食上特別注意，像是恪遵「預防癌症的十二要件」，還是有人不幸罹患上癌症的。在這種情況下，該怎麼辦才好呢？

問題是在目前仍然沒有很明確的指導。關於這一點，我們這些臨床醫師實在該好好反省、研究不可。但是，也有很多患者是在罹患癌症後，認眞學習，重新改變飲食生活而獲得良好成效的。另外，也有致力在這一方面指導的專門醫師。

以下就基本的飲食內容做一個說明。

食療法的基本觀念，如今已超越向來堅持的西方醫學的立場，朝向東方醫學，或者兩者的綜合，並且不是以器官來分別而是以人類的整體來看待疾病的方向前進。

基於這種觀念，配合上中藥、免疫療法、溫熱療法、氣功法、溫灸療法、西蒙特療法(心靈療士法的一種)等的食療法，或許可以令人們有所期待而努力去實踐。

基於這種觀念的食療法，基本上應該是沒有什麼錯誤。接下來的成敗就看患者本人是否能夠確實的執行。

①手術後三個月內的食療

一般而言，患者以及家屬多是一味地爲病人補充營養，也就是爲病人增肥。爲了補充以前沒有吃到的份，或者爲了彌補病人體重上的減輕而拚命努力。

但是，在這個時候，反倒應該是在沒有勉強的情況下，三次三次規則地攝取低卡路里(雖說是低卡路里，每天也必須超過一千卡路里以上)飲食才是。從一開始，並不是吃些類似糙米的東西，而是諸如奶粉、混合食物(例如水果、蛋、乳酪等等)和季節性的黃綠色蔬菜、小魚、魚鬆等等。

奶粉是當作奶粉健康用品，添加大頭蛋白、酵素、兩義桿菌等，在健康食品店有售。

②主食以糙米爲主

仔細咀嚼(六十~一百次)，和唾液充分混合後吞下。白米因被去除了重要的胚芽，並不適合病人食用。

③什麼樣的副食品好呢?

避免食用豬、牛等肉類，每個月吃上一到兩次的雞肉。停止攝食多脂的魚類，如鱸魚，沙丁魚及鮪魚脂肪厚多的部分等。魚鬆和小魚都不錯。雞蛋也儘量選擇以自然農耕飼料所飼養的雞蛋。

除此以外、蓮藕、煮熟的昆布、南瓜、青椒、蒜頭、紅蘿蔔、西洋芹菜、油菜、美國花菜、羊栖菜、大豆、芹菜、花椰菜等等也都不錯。

④用黑糖取代白糖

由於白糖不是很好，故而推薦黑糖。應儘量避免甜食。

⑤食用無農藥栽培的蔬菜

⑥少接觸煙、酒

不抽煙是最好的。

⑦多攝取維他命A、C、E

西方醫學也強調使用這一類食品以預防癌症。

⑧限制食鹽不論對預防抑或治療都很重要

一天十公克以下，八公克以下更好。

⑨均衡飲食、不偏食

一般而言，一天要以攝取三十種左右的食品爲目標。設法調配富有多樣性的副食是很重要的。

以上這「罹患癌症時的飲食」，除了治療以外，亦可作爲預防的參考。不論是預防癌症的飲食，還是治療癌症的飲食，都必須採取快樂進食的要素，靠病患本人和家屬的共同努力才是。

創造健康是不能靠別人

在這一章的最後，我想談談我自己(橫山)對於健康的看法。

我曾經想過應當如何維持並增進健康，這生活的基礎。因此，我決定嘗試在每天早上慢跑。每天早上，先做十分鐘體操，然後再慢跑大約兩公里。

世界上，有許多人在慢跑的時候，跑得既快又專心。可是，這不是慢跑。所謂慢跑，意思就是輕輕鬆鬆地跑，決不是賽跑。

在我住家的附近，有一個同好組成的「東京・杉並走友會」。大家相約在每天早上六點鐘起床，到附近的公園先做十分鐘體操，然後再慢跑十分鐘。我參加的就是這個會。

這個會是在昭和四十一年︵一九六六年︶成立的，今年已是第二十九年，再不久就是它的三十週年紀念日。目前，是由我擔任會長。名簿上的會員有超過一百人，每天早上聚集的人數則在三十人前後。其中七成是女性。果然是女權的時代。

一月的清晨六點，天色仍然很昏暗，雖然知道有人，但卻看不清彼此的面孔。明亮的金星閃耀在日出前的夜空中。一進入二月，六點的天色就已顯得明亮。三月初，在東京，六點正好是日出的時刻。

只要不下雨，每天我們一大羣人就會在藍天下做體操、慢跑。這個時候，我們就會感受到健康的價值，心存感謝。

或許每個人感謝的對象不同，也許是對於神明的感謝、對於地球的感謝，或者是對於先人的感謝。但是，由於經常在醫院接觸到許多病人，每天早上，我都會對自己還能夠如此的健康感到「慶幸」。

我做的是體操和慢跑。年紀大的人可以用走路十分鐘來代替慢跑，然後再各自回家。

接下來讓我來談談我慢跑的伙伴，K先生因爲走路和慢跑而獲得十分健碩身材的故事。每天早上固定時間起床，固定運動，對身體，精神一定都有好處的。

藉著慢跑而恢復健康的糖尿病患者

K先生是一家公寓的屋主，在經濟上非常地寬裕。他是在六十九歲的時候，加入我們「杉並走友會」，當時的身高是一百六十公分，體重是七十二公斤。圓滾滾的身材，因爲肥胖而有糖尿病，每天都在注射胰島素。只是爬個坡，都會氣喘如牛的人。總之，也隨時準備著加入心臟病患者的行列。

K先生說，他年輕的時候，每天就是工作、工作，從來沒有刻意去運動過。到六十九歲的時候，生活變得很空閒。在醫生的勸告下，才決心開始做些運動。

一開始，K先生每天早上和我們一起繞著公園慢走三十分鐘。一個月當中，雖然只是每天走三十分鐘而已，K先生的體重由七十二公斤減成七十一公斤。第二個月也一樣每天走個三十分鐘。體重因此又減少一公斤，變成七十公斤。

第三個月當中，他開始步行加上大約五公尺的慢跑。即在步行三十公鐘後慢跑一小段距離，然後再採取步行的方式。如果身體不疲累的話，他就再慢慢地增加慢跑的距離。

K先生第三個月的體重，減少一公斤成爲六十九公斤。K先生光是每天早上步行三十分鐘，就成功地在三個月內減輕了三公斤體重。

由於體重逐漸的減輕，有一段時間K先生甚至擔心「自己該不是得了癌症吧」！當然，這不過是他的庸人自擾而已。

從開始走路後的六個月左右，K先生即使爬坡也不會再氣喘吁吁。而且，每天早上也幾乎可以連續慢跑三十分鐘。體重每個月很規律地減少一公斤，一年半之後，已經由七十二公斤減到五十四公斤。之後，不論他再怎麼跑，體重也沒有再減輕。

K先生以前穿的衣服都是又寬又大，而且，所有的衣服都必須經過修改。相反地，他卻因此得到了無比珍貴的寶藏。那就是即使爬坡都不費力的健康。而且，因爲糖尿病好了，也不再需要注射胰島素。

K先生在那之後，仍然每天跑步。在都市中，如果想持續運動的話，走路或者慢跑應當是最恰當。這些運動的話，既輕鬆、又不花錢，而且一個人就可以做，是維持和增進健康最好的方法。

杉並走友會從開始到現在已經第二十九年。這其間，很多老人都已經去世，但是，因爲癌症死亡的只有兩人，其他幾乎都是因爲老邁的緣故。

我以爲健康不是老天賜予我們，而是要靠個人努力去贏取的，就像這裏介紹K先生的例子一樣。如果以爲癌症的預防和治療也可以託付給醫院醫生的話，那就錯了。這也是要靠每個人自己的努力和堅持。

日本人的平均壽命是男性七十六歲，女性八十一歲，但開業醫師的平均壽命才六十七歲。如果認爲醫生就一定長壽，那可是毫無道理。反倒是對醫學陌生的外行人活得要比醫生長壽。所以，如果只是一味相信醫生們所說的話，搞不好在六十歲左右就死掉了也說不定。要想健康，是不能靠別人的，一定得自己努力不可。對我們大家而言，唯有健康，不才是人生最大的喜悅嘛！

請救救像我們一樣的病患—結語

一九九〇年夏天，一名癌症末期（婦科方面）女性病患住進了魯加醫院。這名患者在東京女子醫大聽到有關「遠紅外線全身溫熱療法」的效果後強烈企盼，她說：「魯加醫院請無論如何要進口遠紅外治療器，救救像我們一樣的病患。」

有關進口遠紅外線治療器，由於魯加醫院特別聘請來擔任醫院顧問進行指導的東京女子醫科大學的橫山正義教授指出，(一)未列入健保範圍之中(二)治療器費用昂貴(一億日圓)不符經濟效益及(三)魯加醫院容納設備的空間不足等理由，進口一事的結論幾乎就是「暫時作罷」。

但是，這或許是上天的指引吧！在這之後不久，我在美國遇見了以遠紅外線全身溫熱療法權威聞名的威斯康辛州立大學癌症中心的羅賓斯教授。

羅賓斯教授讓我參觀了他開發的恩薩米克斯公司的遠紅外線溫熱加溫器（HD2001），還聽取了我直率的意見。另外，經過交談，羅賓斯教授對我仔細地說明了遠紅外線全身溫熱療法，和它實際的成效。

雖然對患者進行的例子不多，但由動物實驗的研究，和治療動物癌症的實際成績看來，效果是相當卓越。同時，也知道了這項療法中的幾項優點。

方法是尤其的簡單，另外從患者的安全無虞，對患者身體沒有太大負擔，可以反覆進行治療以及第一次治療後疼痛消失，出現食慾等等好處更可以發現，這就是大家所期待的治療方法。之後，由羅賓斯教授送給我從一九八六年以後的文獻上，又再一次確實了這項療法的偉大之處。

一九九〇年秋天，到了是否引進加溫器的決定時刻。當然，是在日本連一台都沒有的治療器。我們也不敢保證它能否在不久的將來被納入健康保險之中。經過深思熟慮，超越種種障礙，而終於達成試試看的結論時，已經是將近年末了。

從那之後的四年來，魯加醫院對一百六十人，進行過九百次的治療。關於它的效果，在本書中已經詳細地說明。而且，從這些臨床的結果，我確信唯有「遠紅外線全身溫熱療法」才是對爲癌症所苦的病患以及他們家人無比的福音。

竹內　隆

癌症新剋星——遠紅外線溫熱療法

著者／橫山正義、竹內　隆
譯者／蘇　仰
編輯／黃敏華、羅煥耿、賴如雅
美編／林逸敏
出版者／世茂出版有限公司
發行人／簡玉芬
負責人／簡泰雄
地址／台北縣新店市民生路十九號五樓
電話／（〇二）二二一八三二七七（代表）
傳眞／（〇二）二二一八三二三九
劃撥／一九九一一八四一世茂出版有限公司帳戶
登記證／新聞局登記版台業字第三二〇八號
電腦排版／辰皓電腦排版公司
印刷／三華彩色印刷公司
初版一刷／一九九六年十一月
十七刷／二〇一〇年三月
定價／一六〇元

單次郵購總金額未滿五〇〇元（含），請加50元掛號費

國家圖書館出版品預行編目資料

癌症新剋星 ： 遠紅外線溫熱療法 / 橫山正義,
竹內隆合著 ; 蘇仰譯. -- 初版. -- 臺北縣新
店市 : 世茂, 1996[民85]
面 ; 公分.
ISBN 957-529-633-8(平裝)

1. 癌 2. 電療法 3. 紅外線

415.271 85011650